NOUVELLES ÉTUDES

HISTORIQUES, CRITIQUES & EXPÉRIMENTALES

SUR LA

CONTAGION DE LA MORVE

ET SPÉCIALEMENT

DE LA MORVE CHRONIQUE

Par F. SAINT-CYR,

Chef de service de Clinique à l'Ecole vétérinaire de Lyon.

PARIS
Chez **ASSELIN**, libraire,
place de l'Ecole-de-Médecine.

LYON
Chez **SAVY**, libraire,
place Bellecour, 25.

1864

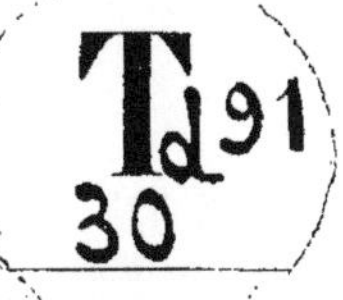

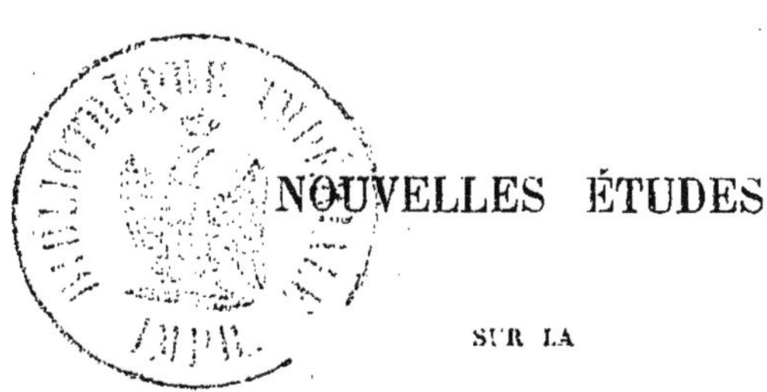

NOUVELLES ÉTUDES

SUR LA

CONTAGION DE LA MORVE.

NOUVELLES ÉTUDES

HISTORIQUES, CRITIQUES & EXPÉRIMENTALES

SUR LA

CONTAGION DE LA MORVE

ET SPÉCIALEMENT

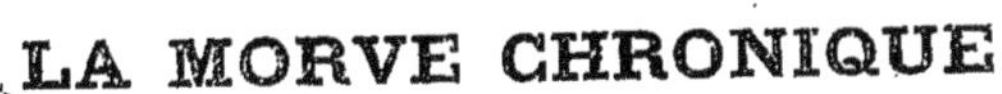

DE LA MORVE CHRONIQUE

Par F. SAINT-CYR,

Chef de service de Clinique à l'Ecole vétérinaire de Lyon.

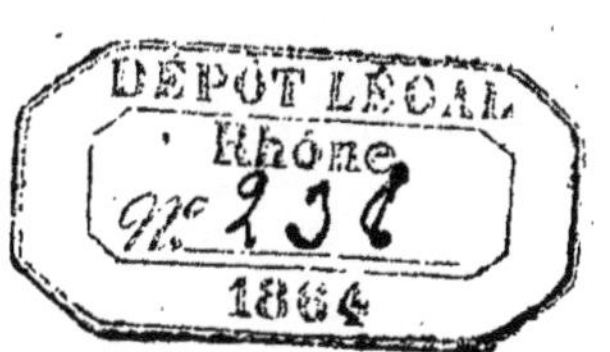

PARIS
Chez **ASSELIN**, libraire,
place de l'Ecole-de-Médecine.

LYON
Chez **SAVY**, libraire,
place Bellecour, 25.

1864

NOUVELLES ÉTUDES

SUR LA

CONTAGION DE LA MORVE

Peut-être pensera-t-on qu'il n'y a pas une bien grande opportunité à revenir encore sur cette question de la Morve, déjà tant et si souvent débattue. Cependant, c'est une question si importante et si complexe ; elle peut être envisagée sous tant de points de vue divers ; elle touche de si près à la pathologie comparée et à l'hygiène publique, que celui qui en a fait l'objet de méditations sérieuses peut toujours espérer trouver quelque chose d'utile à dire, même après MM. Renault et H. Bouley, qui l'ont traitée avec tant de supériorité dans une discussion qui a eu lieu en 1861 devant l'Académie de Médecine. Telles sont du moins les considérations qui m'ont fait entreprendre ce travail.

Je ne me propose pas de faire, dans ce mémoire, l'histoire complète de la morve, ni même de traiter, avec tous les développements qu'ils comporteraient, tous les points de doctrine qui se rattachent à l'histoire de cette maladie. Ainsi je passerai, sans m'y arrêter, sur la question d'*identité* des diverses formes de l'affection morveuse ; c'est un point que la discussion rappelée plus haut a trop bien mis en lumière pour qu'il soit besoin d'y revenir aujourd'hui. *Morve* et *Farcin*, morve aiguë, morve chronique, farcin aigu, farcin chronique, ne sont que des formes variées d'une maladie toujours *une*, toujours identique à elle-même ; voilà un point définitivement acquis à la science, aussi bien en médecine vétérinaire qu'en médecine humaine. Le chancre de la pituitaire, l'induration spécifique des ganglions de l'auge, le tubercule du poumon, la lésion spécifique du testicule ou de l'épididyme, le bouton de farcin, etc., etc., ne sont que des lésions symptomatiques, de nature identique, accusant toutes au même titre, sinon avec le même degré d'évidence, le même vice intérieur, le même germe morbide : le *virus morveux*. Et ce *germe*, ce *virus*, qui, introduit dans un organisme sain, peut y *déterminer les mêmes phénomènes, les mêmes expressions symptomatiques que les phénomènes, les expressions symptomatiques observées chez l'individu d'où il est parti* (1), est ce qui fait le fond, l'essence de la maladie, et lui donne tout à la fois son *unité et sa spécificité*. Ces idées, qui sont aujourd'hui celles de l'immense majorité des médecins et des vétérinaires, auxquelles mes propres recherches m'avaient conduit depuis plusieurs années, la discussion que je viens de rappeler n'a pu que les fortifier, et j'y renvoie ceux qui voudraient savoir sur quels fondements solides elles reposent.

---

(1) Anglada ; *Traité de la contagion pour servir à l'histoire des maladies contagieuses et des épidémies ;* Paris, 1853, t. I, p. 12.

Je ne reviendrai pas non plus sur la question d'*étiologie*, si supérieurement traitée par MM. Renault et H. Bouley. Je dirai seulement que, si disposé qu'on soit à adopter l'opinion de M. Bouillaud sur la *spécificité nécessaire* des causes susceptibles d'engendrer les affections spécifiques, — et pour mon compte j'y suis très disposé, — il faut bien admettre cependant, sous peine de nier l'évidence, que *le germe* qui engendre la morve peut prendre naissance *spontanément* dans l'organisme du cheval, et que la *contagion* n'est pas, dès lors, la seule cause capable de produire cette redoutable maladie. J'ajouterai que l'excès de travail, une nourriture insuffisante, l'encombrement sont bien réellement les conditions extérieures les plus favorables à l'éclosion de ce germe morbide. Après cela, ce fait de la génération d'une maladie virulente et spécifique dans les conditions dont il s'agit, fût-il le seul de son espèce, fût-il même, comme l'assure M. Bouillaud, en contradiction formelle avec la logique, il faudrait bien l'accepter, du moment qu'il serait parfaitement établi, comme il me paraît qu'il l'est réellement pour la morve chevaline. Mais est-ce bien là un fait isolé? et l'histoire de la médecine, — je parle de la médecine de l'homme, les faits tirés de celle des animaux pouvant, tous au même titre, paraître suspects à M. Bouillaud et à ses adhérents, — l'histoire de la médecine, dis-je, ne nous offre-t-elle rien qu'on puisse lui comparer? En d'autres termes, si la *contagion* est, chez l'homme, la voie habituelle de propagation pour les maladies virulentes, n'en est-il pas au moins quelques unes de cette sorte qui soient susceptibles d'éclore sous l'influence de causes communes, non spécifiques, et qui, une fois développées, jouissent néanmoins de la funeste propriété de se transmettre, par contagion, de l'individu malade à l'individu sain ?

La réponse à cette question, ce n'est pas moi qui me chargerai de la faire ; je laisserai ce soin à un homme dont personne, je l'espère, ne contestera la parfaite compétence. Voici ce que je lis dans le 1er volume, page 246, de la *Clinique médicale* de M. Trousseau :

« Notre dernière et glorieuse campagne de Crimée nous a malheureusement mis en demeure de juger de nouveau la question. Le typhus, qui a si cruellement frappé nos soldats, s'était développé, *comme il se développe*, sous l'influence de l'encombrement, et pour mieux dire sous l'influence de la réunion dans un même lieu d'un grand nombre d'hommes. Puis le germe morbide, *né spontanément dans des conditions venues du monde extérieur*, se transmit *par contagion* à d'autres qui ne s'étaient point exposés aux causes qui, chez les premiers, avaient produit la maladie. *Cette contagion agissant seule*, le typhus fit des victimes, non plus seulement dans le pays où il avait pris naissance, mais jusqu'à huit cents lieues de là : transporté par les malades, il vint attaquer, dans des conditions de milieu toutes différentes, des individus qui n'avaient pas quitté Paris. »

Voilà donc au moins *une* maladie spécifique et contagieuse pouvant se développer, *chez l'homme*, sous l'influence de causes communes et *non spécifiques*, absolument comme nous croyons, comme nous affirmons, nous vétérinaires, que la morve se développe chez le cheval. Est-ce la seule qui soit dans ce cas ? J'en doute ; mais fût-elle la seule, qu'elle suffirait aux besoins de mon argumentation.

Sans doute, « la production d'une maladie virulente, contagieuse, n'est pas une opération vulgaire et en quelque sorte banale » ; M. Bouillaud a bien raison de le dire, et, quand il ajoute que de telles causes (celles que j'ai énumérées plus haut) au lieu de jouer le rôle de causes génératrices, *de causes mères de la morve*, pourraient bien n'être autre chose que de simples causes adjuvantes, prédisposantes ou occasionnelles, je suis tout à fait de son avis. Oui, je le crois, à la *morve spontanée*, *maladie spécifique*, doit correspondre *une cause également spécifique*. Mais cette *cause mère*, quelle est-elle? Nous n'en savons rien, absolument rien. Mais connaît-on mieux la *cause mère* du typhus? Ou bien l'encombrement aurait-il à l'égard du typhus ce caractère de spécificité qu'on lui refuse à l'égard de la morve ?

En voilà assez sur ce sujet, trop bien traité d'ailleurs dans remarquable discours par lequel M. Renault a résumé la récente discussion sur la morve pour qu'il soit nécessaire d'y revenir après lui; j'ai voulu seulement montrer que la *pathogénie* de la morve, telle que nous la concevons, n'est pas un fait sans analogue en pathologie comparée, une anomalie, une singularité, j'ai presque dit une monstruosité pathologique, comme on serait tenté de le croire à la lecture de certains discours académiques (1).

Mais, à côté des questions d'*identité*, de *spécificité* et d'*étiologie*, sur lesquelles a particulièrement porté la discussion et sur lesquelles aussi elle a jeté une si vive lu-

---

(1) Voyez, à ce sujet, les discours de MM. Bouillaud et J. Guérin, *Bulletin de l'Académie impériale de Médecine*, année 1861, t. XXVI.

mière, il en est une, non moins considérable assurément, qui depuis soixante ans a soulevé les plus ardentes, les plus orageuses controverses, sur laquelle ont été émises les idées les plus opposées et parfois les plus singulières, et qui, malgré tant de titres à fixer l'attention, n'a été qu'à peine effleurée dans la mémorable discussion que je rappelais tout à l'heure : c'est celle relative à la CONTAGION de cette maladie sous ses différentes formes. C'est cette question que je me propose particulièrement d'étudier dans ce travail.

Pour bien faire comprendre, tout à la fois, l'importance que j'attache à sa solution et le point de vue où j'entends me placer dans cet examen, il me paraît indispensable de rappeler par quelles fluctuations elle a passé pour arriver jusqu'à nous, et l'état où elle est maintenant parvenue. J'essaierai de le faire aussi rapidement que possible. — J'entre en matière.

Il est impossible de dire à quelle époque l'idée de la contagion a pris naissance. Tout ce qu'on peut affirmer, c'est que cette idée est très ancienne, et qu'elle était généralement adoptée, en France, au moins dès le XVIIe siècle.

SOLLEYSEL (1664), l'auteur le plus estimé et à coup sûr le plus compétent de cette époque, s'exprime, en effet, de la manière la plus catégorique à cet égard : — « Cette maladie, dit-il, se communique plus qu'aucune autre, parce que non-seulement les chevaux qui sont près de celui qui en est attaqué la prennent, mais l'air se corrompt et s'infecte, en sorte qu'il est capable de la communiquer à tous ceux qui sont sous le même toit : c'est pourquoi il faut d'abord les séparer et ne les point laisser boire dans le même seau, particulièrement certaines sortes de morve maligne ; mais toutes ne sont pas de même, et ne se communiquent pas si facilement ; *mais il y a toujours du danger* (1). »

Garsault (1741) n'est pas moins affirmatif. « Comme ce mal se communique très aisément, dit-il, et qu'il peut infecter en très peu de temps une quantité prodigieuse de chevaux, pour avoir léché la matière, *il ne faut pas balancer à tuer le cheval morveux déclaré* ; mais si on n'est pas sûr qu'un cheval ait la morve, et qu'on ne le fasse que soupçonner, la première chose qu'on doit faire est de le séparer des autres (2). »

Telle est aussi l'opinion de Lafosse père (1754). Après avoir distingué, mieux qu'on ne l'avait fait avant lui, les différentes espèces de morve, ou pour mieux dire, les différentes maladies ayant pour symptôme commun un jetage plus ou moins abondant par les naseaux, ce savant hippiatre ajoute :

« Les trois premières espèces de morve, telles que je viens de les expliquer, ne se communiquent point, sinon lorsque l'humeur a acquis par la longueur du temps une âcreté qui, passant par les narines, enflamme la membrane pituitaire *et fait gonfler les glandes* ; pronostic certain de morve proprement dite.

» *Mais la quatrième espèce de morve*, QUI EST CELLE DE

---

(1) *Le Parfait Mareschal*, nouvelle édition ; Paris, 1744, p. 50.

(2) *Le Nouveau Parfait Maréchal*, sixième édition ; Paris, 1805, p. 219.

FARCIN, *étant plus mordicante, ulcère presque toujours à la fois les poumons et la membrane pituitaire, et par conséquent* SE COMMUNIQUE (1). »

Or, quelle que soit l'opinion qu'on doive se faire aujourd'hui sur les idées par trop localisatrices de LAFOSSE à l'endroit de la morve, cette quatrième espèce de morve, cette morve de farcin, comme il l'appelle et qu'il déclare contagieuse, c'est bien la morve telle que nous la connaissons, la morve, maladie générale et spécifique, et l'on peut dire qu'il n'y en a pas d'autre.

LAFOSSE fils (1772-1776), adopte et développe l'opinion de son père. Pour lui, « la morve proprement dite est l'écoulement qui vient de la membrane pituitaire; il n'y a, à proprement parler, d'autre morve que celle-là. Elle est de deux espèces, l'une dans laquelle le cheval jette du sang par les narines, et où l'on découvre, le long de la cloison, beaucoup de chancres, fournissant très peu de pus, et encore d'une qualité noirâtre et sanieuse.

» L'autre dans laquelle on ne découvre point ou presque point de chancres, mais, en revanche, qui fournit une très grande quantité de pus provenant de la lymphe.

» La première espèce *vient presque toujours d'un vice farcineux et se communique presque toujours*, ce qui n'arrive pas dans la morve de la seconde espèce (2). »

On a voulu voir dans cette *morve proprement dite de la seconde espèce* l'équivalent de la morve chronique d'aujourd'hui, et l'on en a conclu que LAFOSSE fils n'admettait

---

(3) *Observations et découvertes faites sur des chevaux*; Paris, 1754, p. 52 et 53.

(1) *Dictionnaire raisonné d'hippiatrique;* Paris, 1776, t. III, p. 197.

la contagion que pour la morve aiguë (morve proprement dite de la première espèce) ; et cela paraît d'autant plus plausible, au premier abord, que cet auteur ajoute un peu plus loin : « Il n'y a que la morve proprement dite de la première espèce et la gourme qui soient contagieuses. » Cependant LAFOSSE s'attache, dans une note, à réfuter l'opinion de Vitet, qu'il accuse de ne pas connaître la morve ; car, dit-il, s'il la connaissait, « ce médecin ne dirait pas que le malade perd sa gaieté, son appétit ; qu'il a l'œil triste, que les jambes se tuméfient, que les poils tombent, que la maigreur s'accroît, que la faiblesse augmente et que l'animal meurt : » (1) preuve évidente, selon moi, que, pour LAFOSSE, la morve était une maladie toujours et essentiellement chronique. Il se pourrait donc que la morve proprement dite de la seconde espèce de notre auteur ne fût qu'une maladie locale ; mais ce qui, en tout état de cause, ne saurait être mis en doute, c'est que, pour lui, la *morve provenant d'un vice farcineux*, c'est-à-dire la vraie morve, est assurément contagieuse.

BOURGELAT (1764) ne reconnaît qu'une seule espèce de morve, et elle est contagieuse, quoique à des degrés divers ; « car, selon l'âcreté du virus et selon le plus ou moins de disposition des chevaux sains à le contracter, ses effets sont plus ou moins contagieux et quelquefois ne se manifestent pas (2). »

Telle est aussi l'opinion de CHABERT (1780-1793) qui, dans vingt endroits de ses nombreux écrits, exprime, en

---

(1) *Dictionnaire raisonné d'hippiatrique ;* Paris, 1776, t. III, p. 192.
(2) *Matière médicale raisnonée*, p. 139.

en signaler les dangers. Cependant cette opinion comtermes empreints d'une conviction profonde, résultant chez lui d'une longue et laborieuse carrière consacrée tout entière à l'enseignement et à la pratique de notre art, sa ferme croyance à la contagion de la morve. Les quelques citations qui suivent suffiront pour faire apprécier son opinion :

« Les causes les plus ordinaires de la morve sont : 1° *la communication des chevaux sains avec les chevaux morveux*, ou l'usage de quelques-uns des objets qui leur ont servi (1). »

« Ce qu'il y a de sûr, c'est la perte énorme qu'elle peut occasionner en se propageant d'un individu à l'autre (2). »

« La morve peut naître spontanément, mais elle est le plus souvent l'effet de la communication (3). »

« Ce sont ces exemples multipliés (de non contagion) qui ont fait avancer à plusieurs vétérinaires célèbres que la morve n'était pas contagieuse : *assertion dangereuse, qui a fait périr plusieurs milliers de chevaux, et qui heureusement se discrédite chaque jour*. LA MORVE EST CERTAINEMENT CONTAGIEUSE, mais pas au point que l'ont avancé certains auteurs (4). »

C'est la première fois que nous ayons trouvé l'opinion non-contagioniste formellement mentionnée dans les écrits des vétérinaires français, et, on le voit, c'est pour

---

(1) *Instruction sur les moyens de s'assurer de l'existence de la morve*, p. 7.

(2) *Ibid.*, p. 9.

(3) *Instructions et observations sur les maladies des animaux domestiques*; t. 1er, année 1789-1790, p. 110.

(4) *Ibid.*, année 1793, p. 322.

mençait, paraît-il, à compter de sérieux partisans de l'autre côté du Rhin; car on lit, dans le deuxième volume (année 1791) des Instructions et Observations sur les maladies des animaux domestiques, que la Société royale des Sciences de Gœttingue avait mis au concours, une première fois en 1775, une deuxième en 1778, la question suivante:

« L'opinion commune met la morve des chevaux au nombre des maladies épizootiques et contagieuses; cette opinion est aujourd'hui combattue par plusieurs médecins vétérinaires; on demande des preuves certaines et fondées par l'expérience, de la solidité de l'un ou de l'autre sentiment, et, dans le cas de l'affirmative, jusqu'à quel point la contagion peut être dangereuse. »

Le prix, consistant en une médaille d'or de 50 ducats, ne fut pas adjugé; mais le seul fait de la mise au concours de cette question prouve que déjà vers la fin du XVIIIe siècle, il y avait dissidence entre les vétérinaires allemands au sujet de la contagion de la morve (1).

Maintenant, si l'on considère que, peu de temps après, éclatait la Révolution Française et cette longue suite de guerres pendant lesquelles nos armées sillonnèrent en tous sens la surface de l'Europe; et que, à l'occasion de ces guerres, les vétérinaires français attachés à nos régiments de cavalerie dûrent avoir de nombreux rapports avec les vétérinaires des pays envahis; si l'on fait attention, d'autre part, que ce fut au commencement du XIXe siècle que les idées de non-contagion commencèrent

---

(1) *Instructions et observations sur les maladies des animaux domestiques*, année 1791, p. 391.

à se produire en France, on admettra, comme une chose au moins très probable, que ce furent les vétérinaires militaires qui introduisirent et propagèrent dans notre pays ces idées qu'ils avaient puisées dans leur contact avec des vétérinaires allemands non-contagionistes.

Quoi qu'il en soit, ces idées, auxquelles servait de base ce fait très généralement connu, aussi bien en France qu'en Allemagne, et signalé par tous les auteurs, même les plus décidément contagionistes, à savoir : que tous les chevaux sains qui ont des rapports avec des chevaux morveux ne contractent pas fatalement la morve ; ces idées, dis-je, adoptées par Fromage Defeugré, Chaumontel, Godine jeune, tous trois professeurs à l'École d'Alfort, prirent bientôt une grande extension.

Déjà Chabert avait écrit que des chevaux maintenus dans des foyers de contagion pendant des années entières peuvent y vivre sains sans avoir pris aucun préservatif; mais il s'était bien gardé, comme on l'a vu plus haut, d'en conclure que la morve n'était pas contagieuse. A la fin de sa carrière, soit que des faits plus nombreux eussent ébranlé ses convictions premières, soit, comme on l'a dit, qu'il ait cédé aux obsessions des chefs du parti, encore peu nombreux alors, de la non-contagion, il laissa insérer, dans un article qui lui est commun avec Fromage Defeugré et Chaumontel, cette déclaration : « J'ai cru autrefois à la contagion de la morve, et même j'ai prescrit des mesures pour s'en préserver ; aujourd'hui, éclairé par l'expérience, je crois que la morve n'est pas contagieuse (1). »

---

(1) *Cours d'Agriculture* de l'abbé Rozier, 2e édition, art. *morve*.

Cette défection de l'illustre et vénérable chef de notre profession fut un triomphe pour les non-contagionistes. Dès ce moment leur opinion prit un rapide essor. Elle envahit définitivement l'Ecole d'Alfort, dont les professeurs devinrent en peu de temps presque tous anti-contagionistes et se mirent à la tête du mouvement de réaction dirigé contre la doctrine traditionnelle de la contagion, qu'ils se mirent en devoir de saper par des arguments et par des faits.

Voyait-on, dans les établissements employant un grand nombre de chevaux, la morve se déclarer, s'étendre rapidement, frapper un grand nombre d'animaux, et causer des pertes parfois irréparables ? — Voyez les effets de la contagion! disaient les partisans des anciennes croyances. — Erreur ! disaient les non-contagionistes. Tous ces animaux ne sont-ils pas placés dans les mêmes conditions hygiéniques, ou plutôt anti-hygiéniques? La nourriture, le travail, le repos, le logement, tout n'est-il pas commun à tous ? Les mêmes circonstances qui ont fait naître la maladie chez le premier attaqué n'agissaient-elles pas sur ceux qui ont été frappés après lui ? Qu'est-il besoin d'invoquer la contagion pour expliquer un fait si naturel, il faudrait dire si fatalement nécessaire ?

Arguait-on qu'il avait suffi quelquefois d'un contact de quelques instants entre un cheval sain et un cheval morveux pour infecter le premier, placé cependant dans des conditions d'hygiène toutes différentes ? Ces faits, répondaient les non-contagionistes, sont trop rares, trop exceptionnels pour infirmer la multitude chaque jour croissante de faits contraires. Et puis, ces chevaux devenus morveux dans les conditions susdites, quels étaient-ils ? Pour la plupart vieux, maigres, épuisés par le travail et la misère, c'est-à-dire dans les conditions les plus favorables au développement spontané de la morve. Qui sait s'ils ne fussent pas devenus morveux en dehors de toute communication avec des animaux infectés ? Qui sait même si, au moment où le contact a eu lieu, déjà ils ne portaient pas le germe de la morve ? Car cette maladie peut couver longtemps dans l'organisme avant de se manifester par des symptômes appréciables.

Puis à ces faits, ainsi interprétés, ils en opposent d'autres : Nous avons, disent-ils, intercallé des chevaux sains entre des chevaux morveux ; nous avons inoculé à la lancette ; nous avons injecté dans les cavités nasales de chevaux sains ce prétendu virus, et la morve ne s'est pas développée. Qu'avez-vous à répondre à ces expériences décisives (1) ?

La réponse ne se fit pas attendre. Ce fut Gohier, professeur à l'Ecole vétérinaire de Lyon (1813), qui s'en chargea. Il institua dans ce but des expériences nombreuses et variées, dont voici le résultat général :

1° Dans les cavités nasales de *six animaux solipèdes parfaitement sains*, Gohier, injecte la matière du jetage recueilli sur des animaux morveux au deuxième et troisième degré, et six fois il voit se développer la morve la mieux caractérisée.

---

(1) Voyez surtout *Cours d'Agriculture* de l'abbé Rozier, t. IV, art. *morve*.

2° *A six autres animaux bien portants*, il inocule à la lancette cette matière : CINQ *meurent en très peu de temps des suites de cette inoculation.*

3° Enfin, *trois autres faits au moins*, sur *douze* expériences, prouvent que la morve peut aussi se transmettre par la cohabitation et par les objets (licous et couvertures) ayant servi à des chevaux morveux (1).

Aussi ne peut-on rien lui objecter quand, de ces expériences si bien conçues et si bien conduites pour la plupart, il tire cette conclusion que, « si la morve est à la vérité moins communicable qu'on ne l'a cru pendant longtemps, il est au moins très facile de la faire naître en introduisant dans les naseaux d'un cheval sain la matière qui s'écoule de ceux d'un cheval morveux (2). »

A l'apparition de ces expériences si décisives, il y eut un moment d'hésitation dans le camp des non-contagionistes : elle fut de courte durée. De tout temps on avait reconnu que certaines formes de morve *maligne* se communiquent plus facilement que d'autres, et que cette maladie, aux allures habituellement lentes et chroniques, pouvait revêtir dans certains cas un caractère prononcé d'*acuité*; mais *Gilbert*, le premier (3), venait de prononcer récemment le nom de MORVE AIGUE, observant, avec raison, que la maladie avait presque toujours ce dernier caractère chez l'âne et le mulet. Les non-

---

(1) Voyez le détail de ces expériences dans ses *Mémoires et Observations sur la chirurgie et la médecine vétérinaires*, t. I, p. 195 et suiv.

(2) *Ibid.*, p. 439.

(3) *Traité de la gourme.*

contagionistes s'emparent de cette distinction, ils s'efforcent de l'établir solidement et en font, dès ce moment, la base de leur système et comme la pierre angulaire de toutes leurs dissertations.

Sous le nom commun de morve, disent-ils, on a confondu, et l'on confond encore tous les jours, deux maladies essentiellement distinctes : l'une à marche lente, compatible pendant des mois et même des années avec l'exercice régulier de toutes les fonctions, analogue, sinon identique à la phthisie tuberculeuse de l'espèce humaine, et *dépourvue de propriétés contagieuses : c'est la morve chronique*, la vraie morve, la seule qui mérite ce nom ; — l'autre, à marche rapide, s'annonçant dès son début par un cortège formidable de symptômes généraux et locaux, sorte de maladie typhoïde et gangréneuse, qui tue les animaux qu'elle attaque dans l'espace de quelques jours : c'est la *morve aiguë*, à laquelle nul ne conteste la propriété de se transmettre par voie de contagion. Mais ces deux maladies, continuent-ils, n'ont absolument rien de commun que le nom ; « la nature, les symptômes, les lésions, tout doit engager à les distinguer, et, dans une classification régulière, il faudrait les placer dans des genres et dans des ordres différents et éloignés (1). »

On prévoit maintenant quelle sera leur réponse aux expériences de Gohier : Le professeur de Lyon a réussi à transmettre la morve, c'est vrai ; mais quelle morve ? Il ne le dit pas. Donc il est permis de croire que c'est la *morve aiguë* ; et la marche de la maladie chez les sujets

(1) Voyez, entre autres, Dupuy, *De l'Affection tuberculeuse* ; Paris, 1817.

inoculés confirme cette interprétation. Quand Gohier a puisé le virus chez des animaux atteints de morve chronique, il n'a pas réussi. « Voilà le résultat de ces expériences dont on parle tant; il a transmis, sans le savoir, la morve aiguë; il n'a pu transmettre la morve chronique (1). »

Puis, comme surcroît de preuves, on oppose à ces expériences ainsi interprétées une masse d'expériences et de faits authentiques, *concluants*, qui tous déposent en faveur de la non-contagion :

« *Quatre-vingt-treize* chevaux ont cohabité, mangé, travaillé avec des chevaux atteints de morve, pendant un temps qui a varié de quinze jours à quatre ans, sans qu'aucun d'eux ait contracté la maladie;

» *Douze* ont été inoculés sur la pituitaire, avec la matière du jetage provenant de chevaux morveux à divers degrés;

Onze ont été inoculés par le simple contact du virus morveux injecté journellement dans les cavités nasales, ou déposé sur la pituitaire à l'aide d'éponges et de tampons qui en étaient imprégnés, ou introduit dans la peau environnant les cavités nasales à l'aide de frictions ;

» *Quatre* ont été allaités par des juments morveuses ;

» *Deux* ont travaillé longtemps avec des harnais ayant servi à des chevaux morveux ; et pas un de ces animaux, s'élevant ensemble au chiffre respectable de 130, n'a contracté la morve (2). »

---

(1) Voyez Delafond, *Traité sur la Police sanitaire des animaux domestiques*, p. 694 et suiv.

(2) Delafond, *loco citato*.

Leur oppose-t-on qu'il suffit d'un seul fait bien avéré de contagion pour infirmer cette masse de faits contraires ? En théorie, ils l'accordent ; mais « comme on voit souvent, dans les écuries les plus saines, des chevaux bien conformés et bien nourris devenir morveux sans qu'on puisse dire pourquoi, ce fait doit, pour fournir une démonstration parfaitement rigoureuse, avoir été recueilli dans des conditions de sévérité extrême, et très minutieusement préparées ». Or, à leur yeux, il n'en est pas un seul qui ait ces caractères. « Dans l'état actuel, au point de vue théorique, aucune observation à l'abri de toute contestation ne démontre que la morve chronique soit transmissible par les rapports ordinaires que les chevaux ont entre eux. Aucune expérience rigoureuse ne démontre non plus que le virus, puisé sur un cheval atteint de morve chronique, puisse transmettre cette maladie à un cheval parfaitement sain auquel on l'inocule. » Par contre, « tous les faits négatifs bien observés leur paraissent entiers et portent toutes leurs conséquences ; ils ont tous et chacun toute leur valeur, et on ne peut rien leur objecter quand on les produit comme prouvant la non-contagion de la morve dans la circonstance où ils ont été observés (1). »

Telle était l'argumentation des non-contagionistes ; elle ne laissait, comme on voit, aucune objection sans réponse. En fait, cependant, cette distinction de deux

---

(1) Renault, *Bulletin de la Société centrale de Médecine vétérinaire*, année 1849, séance du 25 octobre, et *Recueil de Médecine vétérinaire*, 1850, p. 880 et suiv.

morves spécifiquement différentes sur laquelle elle reposait tout entière, — distinction fondée d'ailleurs sur une erreur aujourd'hui reconnue par ceux-là même qui doutent encore des propriétés contagieuses de la morve chronique, — cette distinction, dis-je, était à elle seule une concession à l'opinion contagioniste, puisque la contagion, qu'ils niaient d'abord d'une manière absolue, pour la morve en général, sans distinction de formes ni d'espèces, ils étaient obligés de la confesser maintenant, au moins pour la *morve aiguë*.

Mais, si c'était là reculer, c'était reculer pour mieux assurer la position. Dans ces nouvelles limites, la doctrine de la non-contagion, non seulement parvint à se maintenir, mais encore fit chaque jour de nouveaux progrès. Patronée par l'Ecole d'Alfort, publiquement enseignée par ses professeurs les plus autorisés, Godine jeune, Dupuy, MM. Renault, Delafond, H. Bouley, adoptée par des praticiens distingués, tels que Bouley jeune, Crépin, Delaguette, Vitry, Morel, Louchard, elle compta bientôt au nombre de ses partisans la plupart des vétérinaires sortis de l'Ecole d'Alfort dans une période de plus de trente années. Et tous, professeurs et praticiens, maîtres et disciples, travaillèrent avec un zèle que rien ne pouvait refroidir, — et dont il faut leur savoir gré, parce qu'il a tourné au profit de l'histoire générale de la morve, — au triomphe de leur opinion.

Dans une question de cette nature, ce sont surtout les faits qui sont appelés à prononcer en dernier ressort. Les non-contagionistes le comprirent, et ce fut de ce côté-là surtout qu'ils dirigèrent leur activité. Aussi les faits de non-contagion, qui, en 1838 étaient déjà au nombre de plus de 130, arrivent-ils en 1849 au chiffre imposant de 203 (1).

Cependant l'Ecole de Lyon était restée inébranlablement attachée au dogme de la contagion absolue, et cette fidélité à conserver intact le dépôt de la doctrine traditionnelle lui sera comptée un jour comme l'un des services les plus signalés qu'il lui ait été donné de rendre à la science. Mais, il faut bien le dire, si l'Ecole de Lyon ne laissa jamais passer aucune occasion de manifester et d'affirmer sa croyance, elle ne déploya pas, pour en démontrer la vérité aux plus incrédules, cette incessante activité dont ses adversaires lui donnaient le salutaire exemple. — A peine si l'on trouve, à partir de 1813, dans les comptes-rendus annuels de ses travaux, le récit de quelques expériences nouvelles à ajouter à celles dont Gohier lui avait légué l'excellent modèle; à peine si quelques faits, recueillis par les praticiens en petit nombre qui osaient encore avouer ses doctrines, tels que Gérard, Barthélemy aîné, Hurtrel d'Arboval, Dandre, Lépine, M. Leblanc, etc., viennent, de temps à autre et de loin en loin, déposer en faveur de la contagion de la morve et du farcin chroniques (2).

---

(1) Voyez Delafond, *Bulletin de la Soc. cent. de Méd. vét.*, année 1849, séance du 5 avril, et *Recueil*, 1849, p. 643 et suiv.

(2) Voyez surtout : *Recueil de Méd. vét.*, année 1827, p. 269; année 1837, p. 169 et 174; année 1838, p. 542; année 1841, p. 22; Hurtrel d'Arboval, *Dictionnaire*, 2e édition, art. *Morve*; Leblanc, *Des diverses espèces de Morve et de Farcin*, Paris, 1839; Barthélemy, *Bulletin de la Soc. cent. de Méd. vét.*, année 1849, *Discussion sur la Morve*.

Et cependant, telle est la puissance de la vérité, que ces faits, bien peu nombreux, — et pour la plupart assez incomplets pour prêter aisément le flanc à une critique intéressée à les trouver en défaut, — suffirent pour arracher aux non-contagionistes une dernière et remarquable concession.

L'occasion en fut mémorable, et mérite d'être rapportée.

C'était en 1842; un fait immense venait de se produire : pendant que l'on contestait à la morve, à l'une de ses formes les plus habituelles tout au moins, la propriété de se transmettre du cheval au cheval, cette affreuse maladie se communiquait du cheval à l'homme; et ce fait, après de longs débats, avait dû être enfin accepté par les plus incrédules, et avait causé, au sein du corps médical tout entier, une émotion profonde (1). D'autre part, l'administration de la guerre, si directement intéressée dans cette question de contagion, avait ordonné, en vue de la résoudre, des expériences sous la direction d'une Commission instituée par elle; et ces expériences, faites à la ferme de l'Amirault, avaient donné des résultats, discutables assurément dans une certaine mesure, mais favorables, en somme, à l'opinion contagioniste, puisque sur *dix* chevaux sains intercalés entre *onze* chevaux atteints de la morve chronique, *neuf* étaient devenus morveux (2). Le vent, comme on l'a dit, soufflait donc à la contagion.

---

(1) Voyez *Recueil*, année 1838, p. 296, 323, 338.
(2) Voyez *Recueil*, même année, p. 622.

Or, dans ces conditions, que j'appellerai morales, un entrepreneur de roulage, qui avait depuis longtemps des chevaux morveux dans ses attelages, fut dénoncé et poursuivi par le procureur du Roi devant le tribunal correctionnel d'Avallon. Il se défendit en disant que, dans son opinion, qui était aussi celle de son vétérinaire habituel, et de beaucoup d'autres vétérinaires très distingués, la morve chronique n'étant pas contagieuse, il avait cru faire une chose licite, en utilisant pour son service des chevaux, morveux à la vérité, mais d'ailleurs bien portants. Le tribunal, comprenant toute la portée de la sentence qu'il était appelé à rendre, voulut être plus complètement éclairé sur la grave question qui lui était soumise; il s'adressa donc à MM. Delafond et H. Bouley, et leur demanda leur avis motivé « sur la question de savoir si la morve chronique est ou non une maladie contagieuse (1). »

Or, après avoir passé en revue et discuté tous les faits alors connus « qui pouvaient militer pour ou contre la contagion de la morve chronique », ces deux savants professeurs, se basant principalement sur leur expérience personnelle, déclarèrent, dans un rapport resté fameux : « que les faits de non-contagion qui se produisent sous leurs yeux sont tellement nombreux, se produisent si souvent, qu'ils *ont fait entrer dans leur esprit cette conviction profonde que la morve chronique n'est pas contagieuse.* »

« Mais, ajoutent-ils, la matière animale est mobile et changeante de soi; sous l'influence d'un état fébrile qui

(1) V. *Recueil*, année 1842, p. 827 et suiv.

amène un trouble dans l'économie tout entière, les produits inactifs d'une sécrétion morbide peuvent acquérir tout à coup des propriétés virulentes. — La morve chronique peut, en conséquence, *revêtir spontanément un caractère aigu*, et posséder alors la funeste propriété de se transmettre. — *La loi a donc été sagement prévoyante, en considérant cette maladie comme contagieuse* (1). »

C'était dire assez clairement que les règlements de police devaient être appliqués dans toute leur rigueur. Le tribunal, plus conséquent, jugea que ce n'était pas à l'ignorant à porter la peine des erreurs possibles des chefs de la doctrine : le roulier fut acquitté.

Ceci se passait en septembre 1842 ; au mois de février suivant parut dans le *Recueil de Médecine vétérinaire* une *nouvelle théorie de la morve, de sa nature et de sa contagion sous sa forme chronique* (2), et destinée, selon son auteur lui-même, à fournir au rapport précédent les éclaircissements dont il a besoin.

Cette théorie tient trop de place dans l'histoire de la contagion de la morve, pour qu'il soit possible de s'en tenir à son égard à cette simple mention, et il importe de l'examiner avec toute l'attention qu'elle mérite, soit à cause de sa propre importance, soit à cause de la haute position scientifique de son auteur.

Voyons donc en quoi consiste cette théorie.

Les quelques propositions qui suivent, extraites

---

(1) V. *Recueil*, 1842, p. 829 et suiv.
(2) V. *Recueil*, 1843, p. 81.

presque toujours textuellement du travail original de M. Bouley, suffiront, je l'espère, pour en donner une idée exacte.

I. La morve est une maladie causée par la présence dans l'organisme d'un germe morbifique, d'un virus.

II. Les phénomènes qui surviennent dans quelques régions d'élection, comme les cavités nasales, le tissu cellulaire sous-cutané, le poumon, etc., sont précédés d'un mouvement fébrile, appelé *fièvre d'invasion* ou *de coction*, et ont pour but l'élimination au dehors de l'économie de cette cause morbifique.

III. Quand, après la période fébrile, l'éruption morveuse s'est localisée exclusivement sur la membrane du nez ou dans le tissu cellulaire sous-cutané, un état de mieux être général se produit, dû à cette *crise* à l'aide de laquelle l'élimination du germe maladif s'est effectuée.

IV. Ici se place la distinction entre la *morve aiguë* et la *morve chronique*.

V. La morve aiguë, maladie comparable aux fièvres éruptives, est *essentiellement contagieuse*; contagieuse par le produit de la sécrétion nasale, contagieuse par l'air expiré, contagieuse par le sang, contagieuse par tous les tissus du cadavre. Après la fièvre d'incubation, lorsque s'opère l'éruption virulente, l'animal infecté sue pour ainsi dire le virus par tous les pores.

VI. Mais, lorsque la fièvre d'éruption s'est produite, que les pustules formées se sont ouvertes et ont éliminé le virus qu'elles contenaient, que le mouvement inflammatoire aigu, à l'aide duquel s'est opéré le travail d'élimination, s'est calmé, au point qu'il n'y a plus dans les tissus, siége de cette explosion, qu'un état sub-inflammatoire; en un mot, lorsque la morve a passé à l'état chronique, *il n'y a plus dans l'économie de virus*, de germe susceptible de répéter la maladie dans un autre organisme.

VII. Quand le mouvement fluxionnaire éliminateur s'est opéré, que la crise s'est produite, le virus a été éliminé, le but de la nature est rempli. Seulement, *une maladie organique locale*, le plus ordinairement incurable, a succédé à la maladie générale, à la morve virulente.

VIII. A ce point de vue, la morve chronique *n'est pas à proprement parler la morve*; *c'est une maladie organique*, consécutive à la morve proprement dite, à la morve virulente.

IX. Mais la fièvre d'incubation qui précède la morve proprement dite n'est pas toujours bien manifeste; la morve chronique peut être consécutive à une *crise lente et insensible* de morve aiguë, et c'est peut-être là son mode le plus commun de manifestation.

X. La maladie est considérée le plus ordinairement alors comme une morve chronique qui commence, à cause du peu d'intensité de l'inflammation qui accompagne la crise, et des troubles insensibles qui l'ont précédée.

XI. Mais que le mouvement critique soit sourd dans son incubation et lent dans sa manifestation, ou bien qu'il fasse tout à coup explosion, après une période de trouble bien marquée, peu importe, *la morve qui se développe dans l'une ou l'autre de ces circonstances est aiguë* et contagieuse.

XII. Mais aussi, à la suite d'une crise lente, comme

à la suite d'une crise rapide, le virus étant éliminé, la maladie qui persiste alors *ne consiste plus que dans un flux catarrhal, et n'est plus contagieuse.*

XIII. *La morve chronique confirmée n'est donc pas*, ou si l'on aime mieux, *n'est donc plus une maladie contagieuse.*

XIV. Mais *la morve n'a pas la propriété de protéger contre elle-même*, de préserver contre une nouvelle infection l'économie d'un animal qui en a une première fois subi les atteintes. — Au contraire, s'il est un animal prédisposé à devenir morveux, c'est celui dont l'économie porte en elle une cause d'épuisement aussi profondément efficace que les altérations organiques de la morve chronique.

XV. Aussi, dans les conditions où se trouve un animal atteint de morve chronique, *le virus morveux peut-il, à chaque moment*, ÊTRE RÉGÉNÉRÉ, et rendre à la maladie actuelle ses propriétés primitives.

XVI. Il suffit du trouble amené dans l'économie par un travail forcé, par l'intempérie des saisons, etc., pour produire ce résultat chez les chevaux morveux dont on utilise les services.

XVII. On peut même facilement, *et pour ainsi dire à volonté*, RECONSTITUER LE VIRUS MORVEUX sur un animal atteint de morve chronique. Il suffit pour cela de déterminer en lui un mouvement fébrile violent, par une action traumatique quelconque.

XVIII. Aussi, *les cas de contagion de morve en apparence chronique ne sont-ils rien autre chose que des cas de transmission de* MORVE AIGUE *entée sur la morve chronique.*

XIX. En résumé, donc, la morve aiguë, maladie due

à la présence d'un virus, qui en est le germe et qui peut la répéter dans d'autres organismes, est de sa nature une maladie essentiellement contagieuse.

XX. La morve chronique, maladie organique, sans virus, ne peut pas en tant que lésion organique, se transmettre par contagion. *Mais par cela seul qu'elle prédispose l'économie à la régénération du virus morveux,* que souvent sous ses lésions chroniques couve, *à l'état latent*, le germe contagieux, *la morve chronique doit être considérée comme contagieuse.*

XXI. *Conclusion générale.* — *La morve* EST *ou* DOIT ÊTRE CONSIDÉRÉE *comme contagieuse.*

Telle est, résumée avec une fidélité que j'ose dire scrupuleuse, la théorie de M. H. Bouley. Jamais peut-être cet écrivain si fertile en ressources n'avait montré plus d'habileté que dans cette occasion. Toutes les propositions dont l'ensemble constitue sa théorie de la morve s'enchaînent et se déduisent les unes des autres avec une logique apparente capable de faire illusion à première vue; et, grâce à cet art, grâce à cette habileté vraiment prestigieuse, on le voit presque sans étonnement aboutir à ces conclusions dont le seul énoncé, dégagé des développements qui les préparent, ne paraîtrait qu'un surprenant paradoxe. Mais cette théorie ingénieuse est-elle aussi solide qu'elle est spécieuse? C'est ce que je vais examiner maintenant.

En abordant cette partie de ma tâche, je ne m'en dissimule pas les très sérieuses difficultés. Je n'ai à mon service ni l'habileté de dialectique, ni le talent d'écrivain, ni la science, enfin, qui distinguent M. H. Bouley. Mais, si j'ai pour moi la vérité, son secours me suffira; appuyé sur elle seule, j'atteindrai, j'en ai le ferme espoir, le but que je me propose, et qui est, je le déclare dès maintenant, de combattre et de réfuter, si je le puis, la théorie du savant professeur d'Alfort.

Au surplus, je ne serai pas seul pour soutenir cette lutte inégale. Déjà en 1843, et peu de jours après l'apparition de l'article de M. H. Bouley, un homme non moins remarquable par la rectitude de son jugement que par la vivacité de son esprit, disons mieux : l'une des plus belles intelligences qui aient honoré notre profession, Bernard, ancien directeur de l'Ecole de Toulouse, avait, dans un article où la verve la plus incisive s'allie de la manière la plus heureuse au sens le plus droit, montré combien cette théorie si brillante était en réalité peu solide; et c'est là, pour la cause que j'ai entrepris de plaider, un auxiliaire précieux, sur lequel je compte bien m'appuyer à l'occasion.

Constatons d'abord, avant d'aller plus loin, que les conclusions auxquelles arrive M. H. Bouley sont à elles seules une nouvelle et très importante concession faite à l'opinion contagioniste. Il en résulte, en effet, que, dans la pratique, il faut se comporter comme si l'on était sûr que la morve fût toujours contagieuse. Aussi M. H. Bouley lui-même croit-il devoir y insister en disant que ces conclusions seront « si bien à la satisfaction des contagionistes, qu'entre ceux-ci et leurs adversaires il n'y aura plus sur ce sujet matière à discussion » (1).

---

(1) V. *Recueil de médecine vétérinaire*, année 1843, p. 116.

Et cependant cette concession n'a pas eu tout le succès qu'on s'en était promis; les contagionistes ne s'en sont pas montrés satisfaits, et, après comme avant, on n'a pas cessé de discuter (1).

Pourquoi cela ? Pourquoi les contagionistes n'ont-ils jamais voulu accepter cette sorte de transaction, qui cependant leur donnait gain de cause dans la pratique ? Un peu de réflexion va nous le faire comprendre.

La morve chronique DOIT ÊTRE CONSIDÉRÉE *comme contagieuse*; *d'un instant à l'autre, du jour au lendemain,* ELLE PEUT LE DEVENIR; *mais en réalité* ELLE NE L'EST PAS. Voilà le dernier mot de la doctrine; c'est, très explicitement formulée, une profession de foi anti-contagioniste. — Le principe est sauvé. Sauvé!... au prix d'une contradiction étonnante; au prix de l'opposition la plus complète, la plus radicale qui se puisse concevoir entre la théorie et la pratique ! N'importe, il est sauvé. — Mais c'est précisément pour cela que les hommes qu'une conviction sérieuse et réfléchie rattachait au dogme de la contagion ne pouvaient accepter ni cette conclusion, ni la théorie qui la consacre.

Et, dans le fait, qu'est-ce qu'une théorie qui ne conduit pas à des applications utiles ? bien plus, dont il est interdit de faire l'application pratique, sous peine d'encourir, de l'aveu même de son auteur, la plus sérieuse responsabilité ? Et n'est-ce pas le cas de M. Bouley ? — EN PRINCIPE *la morve chronique* N'EST

(1) V. Dans les Bulletins de la Société centrale de médecine vétérinaire, la fameuse discussion de 1849.

PAS CONTAGIEUSE. — EN FAIT *il faut la considérer comme* CONTAGIEUSE. Toute l'habileté du monde peut-elle faire qu'on ne puisse ramener toute sa théorie à ces deux propositions contradictoires? Or une théorie qui dit NON, quand la pratique dit OUI, est-elle acceptable? En faut-il davantage, tout au moins, pour se tenir en garde contre ce qu'elle peut avoir de séduisant au premier abord?

Mais, sans insister sur cette fin de non-recevoir, poursuivons l'examen de cette théorie.

Je ne m'arrêterai pas à demander, comme le fait Bernard (1), s'il est bien exact d'assimiler aux phénomènes critiques les phénomènes essentiels d'une maladie, comme le sont les manifestations variées de l'affection morveuse : chancres, pustules de la pituitaire, adénites sous-maxillaires, boutons de farcin, etc.; — si ce n'est pas à peu près comme si on appelait *crise* l'exhalation sanguine qui a lieu dans l'apoplexie, ou cette autre exhalation qui se fait dans la pleurésie; — si enfin, en admettant même que, dans la morve, le mal local pût être considéré comme l'effort critique de l'affection générale, il n'y aurait pas lieu de s'étonner de la longueur de cet effort et de son impuissance; — je veux seulement faire remarquer, — puisqu'on se plaît à comparer la morve aux fièvres éruptives, — que le chancre de la pituitaire, le bouton de farcin n'offrent certainement pas, — *en tant que lésions locales,* — plus de gravité que la pustule claveleuse. — Pourquoi donc, une fois l'éruption ter-

(1) *Journal des vétérinaires du Midi*, année 1843, p. 121 et suiv.

minée et *le virus éliminé*, le chancre de la morve, le bouton de farcin ne se cicatrisent-ils pas avec la même facilité et la même rapidité que la pustule de la clavelée? Pourquoi, tandis que celle-ci parcourt toutes ses phases et se dessèche dans un laps de temps généralement compris entre 15 et 25 jours, voit-on les lésions locales de la morve revêtir presque fatalement le caractère ulcéreux, se creuser, s'agrandir, ne montrer nulle tendance à la cicatrisation, et persister presque indéfiniment, parfois autant que la vie du malade qui les porte?

Mais je ne veux pas insister davantage; trop d'autres points réclament notre attention dans cette théorie.

Et d'abord, s'il est une vérité universellement acceptée en médecine, c'est assurément celle qui proclame la fixité, l'invariabilité des espèces morbides. — Une maladie étant donnée, — surtout une maladie spécifique, — depuis l'instant où elle prend possession de l'organisme jusqu'à celui où elle l'abandonne définitivement, toujours et à tous les moments elle est semblable à elle-même. — Elle peut bien, à mesure qu'elle parcourt les phases successives de son évolution, s'accompagner de phénomènes plus ou moins insolites, se compliquer d'éléments étrangers, capables quelquefois d'en obscurcir le diagnostic; — elle peut aussi, chez des sujets différents, présenter, soit sous le rapport du nombre, de l'intensité, de la variété des phénomènes objectifs par lesquels elle s'exprime, soit sous le rapport de la rapidité avec laquelle ces phénomènes se succèdent, des différences parfois considérables; mais ces différences ne portent pas atteinte à l'*unité de l'individualité pathologique*; le fond, l'essence de la maladie n'en est pas altéré ; il reste invariable, toujours reconnaissable pour un œil exercé à certains caractères spécifiques aussi fixes, aussi sûrement caractéristiques que peuvent l'être les caractères spécifiques des espèces végétales ou animales.

Telle est la doctrine professée par tous les maîtres, depuis Sydenham jusqu'à M. Trousseau, et adoptée, je crois pouvoir le dire, par l'universalité des médecins (1).

Jamais, répétons-le, on ne voit une individualité morbide bien définie se transformer en une autre espèce pathologique différente d'elle-même. Jamais on n'a vu, par exemple, le typhus contagieux du gros bétail se changer en fièvre charbonneuse, la péripneumonie contagieuse de l'espèce bovine se convertir en phthisie tuberculeuse, le muguet des agneaux en clavelée ; pas plus qu'on ne voit le furoncle se transformer en pustule maligne, la rougeole, la scarlatine se changer en variole, etc. etc. — Et il ne nous est pas plus donné, quoi que nous puissions faire, d'opérer une pareille transformation que de changer un animal ou une plante d'une certaine espèce en un animal ou une plante d'une espèce différente.

Eh bien ! à ce principe fondamental, sur lequel repose toute la nosologie, M. H. Bouley substitue quoi ?... — Un principe nouveau, qu'on peut définir le principe *des transmutations morbides*.

Pour lui, *maladie générale et virulente* au début et tant que dure l'état aigu, la morve éprouverait une

---

(1) V., sur ce sujet, Trousseau, *Leçons de clinique médicale* art. SPÉCIFICITÉ ; t. I, p. 223 et suiv.

transformation telle, elle deviendrait à ce point différente d'elle-même, en passant à l'état chronique, « *qu'elle ne serait plus à proprement parler la morve*, et ne consisterait plus *qu'en une lésion organique locale*, en un simple flux catarrhal » sans spécificité et sans virus. — Puis, cette maladie « locale, » *consécutive à la morve, mais qui n'est plus morve*, pourrait *facilement*, sous la seule influence d'un mouvement fébrile sans spécificité, se *reconstituer à l'état de morve*, c'est-à-dire à l'état d'affection générale et virulente, pour repasser encore à l'état de lésion organique, quand se serait éteint le mouvement fébrile cause de cette deuxième transformation; et ainsi de suite, autant de fois qu'on le voudra. Véritable Protée, cette insaisissable affection oscillerait sans cesse de l'état de MORVE à l'état de NON MORVE, *et vice versâ*.

S'il existe, dans l'histoire de la Pathologie comparée, un seul exemple bien avéré, autre que celui-ci, de ces bizarres transformations, je n'ai rien à dire. Mais que faudra-t-il penser si on nous présente la morve seule, parmi les milliers de maladies qui peuvent atteindre l'homme ou les animaux, comme offrant ces singulières alternatives?

Cependant, dit M. H. Bouley, cette conception n'est pas le résultat d'une spéculation purement théorique. « Déterminez sur un animal atteint de la morve chronique un mouvement fébrile violent, soit en injectant un liquide irritant dans une articulation à vastes compartiments, soit par l'ingestion d'un poison très actif dans le tube digestif, soit enfin par tout autre moyen, peu importe; et, après l'explosion de cette fièvre qui fait jouer, d'une manière inconnue pour nous, les actions nutritives, *le germe virulent, développé* DE NOUVEAU *dans l'organisme*, marquera sa présence par de nouvelles éruptions, soit dans les cavités nasales, soit dans le poumon, soit dans le tissu cellulaire sous-cutané (1). »

Le *fait* est parfaitement exact; j'ai eu bien des fois l'occasion de l'observer; mais je n'aurais pas eu cette occasion que je l'accepterais encore sans la moindre réserve, sur la seule affirmation de M. H. Bouley. Ce que je n'accepte pas, c'est l'interprétation qu'il en donne.

« La production d'une maladie virulente, dirons-nous avec M. Bouillaud, n'est pas une opération vulgaire et en quelque sorte banale (2) »; et il ne suffit pas, pour *reconstituer* de toute pièce un virus dans un organisme d'où ce germe morbide a été éliminé, de « faire jouer d'une manière inconnue les actions nutritives. » *Créer* un agent contagieux par des moyens artificiels n'est pas plus au pouvoir de l'homme, qu'il n'est en son pouvoir de faire éclore un germe qui n'a pas été fécondé ; et la *genèse* de ces agents mystérieux est et restera probablement toujours le secret de la Divinité.

La morve ne fait pas exception à cette loi ; et si la fièvre traumatique, le plus simple, le moins spécifique assurément des mouvements fébriles, peut, *chez le cheval atteint de morve chronique*, provoquer l'explosion de nouvelles manifestations, ce qui est vrai, c'est que chez lui, croyez-le bien, le germe morbifique n'avait pas préalablement été *éliminé*; c'est que la

---

(1) *Recueil*, 1843, p. 111.

(2) *Bulletin de l'Académie de médecine*, année 1861; discussion sur la morve.

diathèse subsiste, c'est que, en un mot, le virus est encore *actuellement* en pleine possession de son organisme.

Voulez-vous comprendre ce qui se passe dans ce cas? Considérez ce qui a lieu chez un homme atteint de syphilis constitutionnelle. Là aussi, et parfois peut-être d'une manière plus complète encore que dans la morve la plus chronique, le poison morbide peut ne trahir sa présence que par des signes équivoques. Eh bien! faites intervenir un agent excitateur sans spécificité, mais capable d'imprimer aux actions organiques une plus grande activité; et, sous l'influence de cet agent, sous l'influence des eaux thermales par exemple, vous verrez apparaître de *nouvelles poussées*; de nouvelles lésions spécifiques vont faire explosion, qui manifesteront la maladie, et la caractériseront comme *espèce*, aussi sûrement que peuvent le faire pour une plante les indices tirés de sa corolle ou de son fruit. Mais est-il jamais venu à la pensée d'aucun médecin de dire que les eaux thermales avaient *régénéré, reproduit de toute pièce le virus syphilitique?*

Et ce que ne font pas, ce que ne peuvent pas faire les eaux thermales pour la syphilis, une simple lésion traumatique le ferait pour la morve! — Ne le croyez pas. — Tant que la maladie persiste, quelque ancienne, quelque chronique qu'elle puisse être, le poison morbide qui en est le germe peut bien paraître plus ou moins engourdi, si je puis ainsi parler; mais il est toujours présent, toujours immanent dans l'organisme infecté, et, pour manifester de nouveau sa puissance, il n'a pas eu besoin d'être *régénéré*, n'ayant pas un seul instant cessé d'*être*.

On peut voir maintenant ce qu'il faut penser de cette autre proposition de M. H. Bouley : « que la morve n'a pas la propriété de préserver contre une nouvelle infection l'économie d'un animal qui en a une première fois subi les atteintes. » (1)

Avant de savoir ce qu'il en peut être de cette proposition « incontestable », il faudrait commencer par guérir la morve ; il faudrait faire disparaître les manifestations locales, ou au moins les manifestations *spécifiques*, pouvoir s'assurer que la diathèse est éteinte, et le virus *vraiment* éliminé. — Quand vous aurez fait cela, si vous observez que l'animal guéri, bien guéri, peut de nouveau contracter la morve, par inoculation ou autrement, alors, mais seulement alors, vous pourrez dire que « la morve n'a malheureusement pas la propriété de se protéger contre elle-même ».

Jusque là, cette proposition est plus que « contestable. » — Elle a contre elle l'*analogie*, qui nous montre toutes les maladies spécifiques connues, — depuis la *variole* jusqu'à la *syphilis*, depuis la *clavelée* jusqu'au *typhus contagieux* du gros bétail, depuis la *fièvre typhoïde* de l'homme jusqu'à la *péripneumonie contagieuse* de l'espèce bovine, — n'attaquant, *en général*, qu'une seule fois le même individu. — Elle a contre elle autre chose encore : une croyance populaire qui mériterait au moins l'honneur d'une vérification scientifique, et que je crois bon de rappeler. — Il y a une trentaine d'années, alors que le halage avait sur les bords de nos fleuves, et particulière-

(1) *Recueil*, 1843, p. 109.

ment à Lyon, une importance que la vapeur lui a ravie, alors aussi que le *farcin*, l'une des formes de l'affection morveuse, faisait parmi les chevaux affectés à ce service d'épouvantables ravages, les *mariniers* estimaient davantage et payaient à un prix plus élevé le cheval qui avait eu le farcin, dans la conviction qu'il était désormais à l'abri de ses atteintes.

Que ce soit là une erreur populaire, c'est possible; que la *morve* seule, parmi les maladies spécifiques, déroge à cette loi d'*unicité* (1), si bien démontrée pour la plupart d'entre elles, c'est possible encore; mais c'est, en tout cas, ce qu'il faudrait prouver, et, on en conviendra, une assertion, de si haut qu'elle vienne, ne saurait tenir lieu de ces preuves absentes. Donc, tant que ces preuves n'auront pas été fournies; tant qu'on se bornera à nous dire que « s'il est au monde un animal prédisposé à devenir morveux, c'est celui dont l'économie porte en elle une cause d'épuisement aussi profondément efficace que les altérations de la morve chronique » (2), nous serons en droit de répondre avec Bernard (3) que cela prouve seulement qu'aucun animal n'est plus disposé à devenir morveux que.... celui qui l'est déjà.

---

(1) Nous restituons ici au mot UNICITÉ son acception primitive, celle que lui ont donnée MM. Ricord et Diday, qui l'ont employé les premiers pour exprimer ce fait que certaines maladies, la syphilis par exemple, n'attaquent en général *qu'une seule fois* le même individu. — C'est donc par un abus déplorable que ce mot a été employé avec un sens tout différent dans la dernière discussion sur la morve à l'Académie de médecine.

(2) *Recueil*, 1843, art. cité, p. 110.

(3) *Journal des Vétérinaires du Midi*, 1843, art. cité.

En attendant ces preuves dont l'urgence ne saurait être contestée, voici un fait que je signale à l'attention de ceux qui pensent que « la morve ne se préserve pas d'elle-même ».

On sait aujourd'hui que le *chancre induré*, le seul qui soit suivi de manifestations constitutionnelles, — facilement inoculable à tout sujet vierge de syphilis, — ne s'inocule pas au malade qui le porte, et cela, parce que le virus syphilitique n'a plus de prise sur un organisme qu'il a une fois imprégné. — Partant de ces données, j'ai voulu savoir ce que produirait le *virus morveux* chez un sujet affecté de la morve, et j'ai fait l'expérience suivante :

Le 23 février dernier, un âne, à qui j'avais inoculé, *sept jours auparavant*, la morve chronique, mourut des suites de cette inoculation, *avec tous les symptômes de la morve la plus aiguë.* — Le lendemain, 24 février, M. Rey, voulut bien mettre à ma disposition un cheval que son propriétaire venait d'abandonner à l'Ecole pour cause de morve chronique incurable.

Ce cheval était en observation dans nos infirmeries depuis le 15 février; il était un peu maigre, mais encore vigoureux ; seulement il présentait les symptômes les moins équivoques de la morve chronique : glande de la grosseur d'un œuf de pigeon, dure, bosselée, presque indolente et un peu adhérente à la branche *gauche* du maxillaire ; jetage mucoso-purulent, tantôt très abondant, tantôt presque nul, par la narine *gauche*; une seule élevure, mais très caractéristique sur le champ visible de la pituitaire, aussi du côté gauche. — *Rien du côté droit.*

Depuis le 15 ces symptômes n'avaient presque pas varié ; seulement l'élevure s'était transformée en véritable chancre.

Le 24, j'inocule à ce sujet la matière prise dans un des nombreux tubercules dont les poumons de l'âne mort la veille de la morve aiguë étaient comme farcis. — Ce tubercule est ouvert au moment même de l'inoculation. — Celle-ci est faite *du côté droit*: 1° à l'aile interne du naseau, en déposant le virus sur une surface large comme une pièce d'un franc, dont l'épiderme a été enlevé par le grattage, de manière à mettre à nu le réseau vasculaire du derme ; 2° au voisinage de la commissure des lèvres, en insérant le produit virulent dans une petite plaie faite avec les ciseaux, laquelle intéresse seulement la couche la plus superficielle du derme, et ne donne presque pas de sang. — On attend, du reste, pour y déposer le virus, que le suintement sanguin soit tout à fait tari.

Le 25 février, l'inoculation n'a encore donné lieu à aucun phénomène appréciable.

Le 26, les points inoculés sont manifestement enflammés, surtout la petite plaie faite avec les ciseaux ; en ce point, il s'est produit une petite élévation du derme, reposant sur une base enflammée, chaude et très douloureuse.

Le 27, cette élévation a pris un notable accroissement. C'est maintenant une véritable pustule très bien caractérisée, de la grosseur d'une noisette à peu près, laquelle ne tarde pas à s'ouvrir et donne issue à une certaine quantité de pus assez bien élaboré, mais un peu sanieux. Cette pustule se trouve ainsi convertie en une plaie ulcéreuse, large comme une pièce de vingt centimes, intéressant presque toute l'épaisseur du derme, et dont les bords semblent comme taillés à l'emporte-pièce. — Deux jours après cette plaie se dessèche et se couvre d'une croûte adhérente.

Au point inoculé par le grattage, les phénomènes consécutifs sont encore plus simples, et la cicatrisation encore plus rapide.

A la suite de cette inoculation, le sujet, observé tous les jours avec le plus grand soin, n'a jamais présenté le moindre symptôme fébrile; il a conservé toute sa gaîté, tout son appétit; il n'a pas maigri. — On n'a vu se produire ni engorgement phlegmoneux de la face, ayant pour point de départ les points inoculés, ni jetage par le naseau droit, ni chancre, ni gonflement des ganglions de l'auge du côté inoculé. — Les symptômes de la morve sont restés localisés du côté gauche; *ils ne se sont pas aggravés*, et, le 18 mars, vingt-deux jours après l'inoculation, ils sont encore exactement les mêmes qu'au moment où elle a été faite; ou plutôt, ils ont diminué, car on ne retrouve plus sur la cloison, du côté gauche, le chancre que nous y avions constaté. L'animal est sacrifié le 29, et l'autopsie fait voir toutes les lésions de la morve chronique, et rien qu'on puisse attribuer à l'inoculation.

Autre fait:

Pendant que j'étais occupé à la rédaction de cet article, j'avais chargé un de nos bons élèves, M. Boissier, de faire pour moi quelques recherches bibliographiques dans nos divers journaux, et voici, entre autres choses, ce qu'il y a trouvé :

« Un cheval hongre, de race allemande, bai clair, âgé de six ans, appartenant au maître de poste de Vienne (Isère), est confié, le 25 septembre 1845, à l'élève Auloge.

» Il y a six mois environ que cet animal a couché dans la même écurie qu'un autre cheval atteint de la morve chronique, mais à une assez grande distance pour qu'il n'y ait pas eu contact immédiat entre les deux sujets. Ce n'est pas probablement à cette cause qu'il faut attribuer la fin funeste de ce cheval; quoi qu'il en soit, quatre mois après, il se mit à tousser et à jeter par la narine gauche; les ganglions maxillaires se sont tuméfiés. Après avoir essayé quelque temps le traitement du coryza aigu sans résultat satisfaisant, on a conduit le malade à l'Ecole.

» Il est dans un état médiocre d'embonpoint; plein de vigueur, il ne paraît éprouver aucune souffrance des symptômes qu'il présente du côté de la tête.

» La narine droite n'offre rien de particulier; celle du côté gauche laisse écouler un mucus filant, peu abondant, d'une teinte jaunâtre, adhérent aux ailes du nez; la membrane pituitaire correspondante est rouge, infiltrée, rugueuse sous l'inspection du doigt, sans ulcérations accessibles à la vue et au toucher. Sous la ganache on trouve un empâtement des ganglions, qui sont douloureux, peu attachés à l'os maxillaire, et présentent quelques parties assez dures.

» Le diagnostic établit l'existence de la morve chronique, malgré l'absence des ulcérations, que nous supposons exister dans les parties supérieures de la tête, vu l'aspect rugueux de la pituitaire gauche. »

Après un long traitement, absolument infructueux, le

sujet fut abandonné à l'Ecole comme incurable, et servit à quelques expériences. . . . .

. . . .

« Vers la fin de novembre, un léger jetage reparaît par le naseau gauche ; la pituitaire présente trois à quatre points blanchâtres, qui ne tardent pas à passer à l'état d'érosion et à s'ulcérer. . . . . . . Le 25 (du même mois), les glandes ont augmenté considérablement de volume.

. . . . , . . .

. . . .

« Du mucus est pris sur un âne âgé de 4 ans, présentant *les caractères de la morve aiguë*, tels que gonflement de la pituitaire, ulcérations nombreuses sur la cloison nasale, écoulement d'un mucus mousseux, sanguinolent, etc,. On inocule le cheval dont il s'agit ci-dessus ; quatre piqûres sont faites avec la lancette, deux à la lèvre inférieure, et une à l'aile externe de chaque naseau.

» Cette inoculation est faite, le 4 décembre, par M. Luton, chef de service de Clinique.

» Aucun signe maladif n'existe le lendemain autour des points inoculés.

» Le 6, aggravation des symptômes de la morve chronique. Le pourtour des piqûres est tuméfié, peu douloureux.

» Depuis cette époque jusqu'au 22 janvier, ce cheval n'est soumis à aucun traitement*; son état est toujours le même qu'avant l'inoculation*. Le jetage est peu abondant ; il a toujours lieu par la narine gauche, avec des interruptions d'un à deux jours ; *il n'a pas d'ulcération ; son état d'embonpoint est très satisfaisant.*

. . . .

» Enfin, après un traitement de *cinq mois*, ce cheval est sacrifié.

» L'autopsie fait reconnaître dans les cavités nasales, les sinus de la tête et les poumons, les altérations ordinaires de la *morve chronique* (1). »

Que vont penser de ces faits ceux qui affirment cette proposition « incontestable » que « la morve n'a malheureusement pas la propriété de se protéger contre elle-même, de préserver contre une nouvelle infection, etc...? Bornons-nous à faire remarquer que, dans les deux cas précités, c'est la *morve* AIGUE qui a été inoculée *sans succès* et passons à un autre point.

C'est une opinion très généralement acceptée, qu'une maladie qui s'établit d'une manière lente, par un travail sourd et caché, sans éveiller de réaction appréciable au sein de l'organisme, qu'elle mine sourdement; — qui, une fois établie, progresse avec lenteur, sans présenter dans son cours de *périodes* distinctes, mais seulement des *degrés* plus ou moins avancés; — c'est une opinion généralement et depuis longtemps acceptée, dis-je, qu'une telle maladie est du nombre de celles qu'on appelle *chroniques*.

« Les maladies *aiguës* », dit Sydenham, sont celles où la nature opère *promptement* la coction de la matière peccante; les *chroniques*, celles où cette coction est *lente*, et où souvent les parties se laissent surcharger et acca-

(1) Compte-rendu des travaux de la chaire de clinique de l'Ecole royale vétérinaire de Lyon, pendant l'année scolaire 1845-1846; *Journal de Méd. vét. de Lyon*, année 1847, p. 29 et suiv.

bler par cette humeur, à raison de son abondance extrême et de *l'impuissance des efforts de la nature* (1). »

« Une maladie a une marche aiguë, dit à son tour Chomel, lorsque le développement, la succession, l'*intensité* des symptômes qui la caractérisent, annoncent une affection qui doit se terminer *dans un court espace de temps;* au contraire, lorsque les symptômes se développent, s'accroissent, se succèdent *avec lenteur*, sa marche est *essentiellement chronique* (2). »

Voilà donc bien fixé, en pathologie, le sens des mots *aiguë* et *chronique*.

Or, personne ne l'ignore, — et M. Bouley moins que personne, — la morve peut présenter, *dès son début*, et conserver ensuite, *pendant toute sa durée*, ce caractère de *chronicité*.

Un jetage plus ou moins abondant, se produisant ordinairement par une seule narine, et dont le caractère le plus tranché est de se coller et de se dessécher sous forme de croûtes poisseuses à l'orifice des cavités nasales; un engorgement plus ou moins prononcé des ganglions lymphatiques sous-glossiens, formant par leur réunion ce qu'on appelle une *glande* dure, indolente, bosselée, et surtout fortement adhérente à la branche correspondante de l'os maxillaire : tels sont souvent, tels peuvent être pendant fort longtemps les seuls symptômes de la morve au début. Et, pendant tout le temps, je le répète, souvent fort long, que la maladie met à parcourir cette première phase de son évolution, l'animal,

(1) Broussais, *Examen des doctrines médicales*, t. II, p. 89.
(2) Chomel. *Path. gén.*, p. 357.

placé sous le coup de la maladie la plus redoutable qui puisse atteindre son espèce, paraît cependant jouir d'une santé parfaite : il n'a rien perdu de sa gaîté, de son appétit, de son embonpoint, de sa vigueur; ses poils sont restés frais et luisants; son travail a pu ne pas être un seul jour interrompu. En un mot, n'était ce jetage et cette glande, qui le font considérer comme *suspect* ou *douteux*, on le croirait bien portant. — Cependant, un beau jour, apparaît sur le champ visible de la pituitaire une érosion superficielle, un petit tubercule, plus appréciable au toucher qu'à la vue, une ulcération grosse comme la tête d'une épingle; et ce tout petit symptôme, *qu'aucun mouvement fébrile saisissable n'a précédé ni ne suivra*, suffit, avec raison, pour faire dire que la morve est *confirmée*. — Bientôt, en effet, vont apparaître et se multiplier plus ou moins rapidement les *chancres* vraiment spécifiques; et l'animal, déclaré incurable, sera condamné à être abattu.

Mais si on ne prend pas ce parti rigoureux; si, même alors que la maladie s'est caractérisée par ses symptômes *cardinaux*, comme on dit aujourd'hui, on laisse vivre l'animal pour voir ce que deviendra l'affection abandonnée à elle-même, on verra souvent ce cheval, irrévocablement frappé, garder pendant longtemps encore les apparences d'une santé générale satisfaisante. Il boit, il mange, il s'anime à la voix de son conducteur, absolument comme un cheval bien portant, et il pourrait encore rendre de bons services, si les règlements de police sanitaire n'y mettaient un salutaire obstacle.

Certes, une maladie comme celle dont je viens d'esquisser le tableau, incomplet sans doute, mais fidèle, mérite, ou je me trompe fort, le nom de maladie chronique.

Eh bien non!.. Pour M. Bouley, cette morve qui se développe avec lenteur, qui « mine l'organisme par un travail sourd et caché » (1), qui n'est « précédée que par des troubles fonctionnels *insensibles* » (2), ce n'est pas la morve chronique; c'est.... « *une crise lente et insensible de morve aiguë* » (3); ou, si mieux vous aimez, « *une crise par solution insensible du germe morbide!* (4). » Sous les apparences chroniques, la morve est en réalité *aiguë* et contagieuse.

Mais alors, dira-t-on, qu'est-ce donc que la morve chronique?

La morve chronique, vous répondra M. Bouley, c'est une altération organique sans virus, qui n'est plus la morve, mais qui peut redevenir la *morve* par suite d'une nouvelle *crise*, laquelle peut être aussi insensible que la première.

Mais encore, insistez-vous, à quoi jugera-t-on que ces transformations se produisent? Comment reconnaître, comment diagnostiquer ces deux morves, si différentes, en définitive, puisque l'une est contagieuse et que l'autre ne l'est pas?

Ah!.. cela est difficile.... Cependant si vous observez les malades avec un soin extrême; si vous apportez à cette observation plus que de l'attention, beaucoup de

---

(1) M. H. Bouley, *loco citato*, p. 105.

(2) *Ibid.*, p. 106.

(3) *Ibid.*, p. 104.

(4) *Ibid.*, p. 105.

bonne volonté, peut-être réussirez-vous à saisir quelque indice fugitif, quelques troubles aussi légers que fugaces, tels « qu'un décubitus *un peu plus prolongé*, un appétit *un peu moins avide, un endolorissement sourd* » (1), qui vous permettront de *soupçonner* que la *crise* s'opère. Et puis, si l'examen du malade vous laisse incertain, vous avez la ressource de l'autopsie cadavérique, qui ne manquera pas de dissiper tous vos doutes, comme en fait foi l'exemple que voici :

Un vieux cheval avait transmis la morve à un autre cheval, avec lequel il avait cohabité pendant trois semaines. M. Bouley le fait conduire à l'Ecole d'Alfort et constate les symptômes suivants :

« Ecoulement abondant par la narine gauche d'un liquide purulent, caillebotté, verdâtre, adhérent aux ailes des narines.

» Engorgement ganglionnaire dur, adhérent, bosselé, peu douloureux à la pression des doigts.

» Erosions multiples sur la cloison nasale ; ulcérations peu profondes, à pic, sans *auréole inflammatoire ;* cicatrices rayonnées, blanchâtres, dans la partie supérieure des naseaux.

» Aucun bouton à la peau.

» *C'étaient bien là* TOUS *les caractères de la morve chronique* ». — C'est M. Bouley qui porte ce diagnostic.

L'animal fut sacrifié immédiatement.

AUTOPSIE. — » *Cavités nasales du côté gauche* : — Collection *très ancienne* dans les sinus de la tête ;

(1) M. H. Bouley, *loco citato*, p. 105.

épaississement granuleux de la membrane qui les tapisse.

» Cloison nasale éraillée, dépolie par une multitude *d'érosions* épidermiques.

» Ulcérations *anciennes* dans les cornets.

» *Aucune éruption pustuleuse aiguë.* » — C'estM. Bouley qui souligne ces mots.

Cavité thoracique. — Les poumons sont criblés d'abcès métastatiques aigus : les uns, tout à fait à leur début, avec un point purulent dans leur centre; les autres anciens, déjà ramollis et suppurés ».

Conclusion : — « *La morve était donc à l'état aigu*, car cette forme des lésions du poumon, si spécifiquement caractéristique, implique évidemment *la présence du virus* (1) ».

Ainsi, voilà qui est bien démontré : pour que la morve soit chronique, il ne suffit pas qu'elle ait débuté *sourdement*, qu'elle ait marché *avec lenteur*, qu'elle soit *ancienne*, et *sans retentissement actuel* sur l'organisme; que ses lésions visibles soient *anciennes*, *pâles*, sans *signe actuel d'inflammation*; s'il existe dans le poumon quelques abcès, que dis-je? *un seul abcès récent*, *un seul tubercule entouré d'une auréole rouge*, *une seule tache ecchymotique*, si petite soit-elle, — car la *quantité* n'y fait rien, quand la *qualité* y est, — *la morve est aiguë*; il n'y a pas à dire !..

Et maintenant, qu'on vienne parler aux non-contagionistes des faits de transmission de la morve chro-

---

(1) Recueil cité, p. 113 à 115.

nique !.. La morve aura été transmise ; — soit. — Elle avait les apparences chroniques ;—ils ne le nieront pas. — Il y avait virus ; — assurément. — Mais, dans les points inaccessibles à l'exploration, dans les parties les plus profondes des cavités nasales, dans les poumons surtout, il y avait *peut-être* quelque lésion récente *impliquant la présence du virus.* — La morve était aiguë, gardez-vous d'en douter. — La morve chronique n'est pas contagieuse. — Ne savons-nous pas combien « la matière animale est mobile et changeante de soi; » combien « la morve chronique est une maladie peu stable de sa nature ? » Ne savons nous pas que « souvent sous ses lésions chroniques couve, à l'état latent, le germe contagieux ; » que, « sous l'influence d'un état fébrile qui amène un trouble dans l'économie tout entière,— état fébrile qui peut passer inaperçu *si la crise a lieu par solution insensible,* — les produits inactifs d'une sécrétion morbide peuvent acquérir tout à coup des propriétés virulentes ? » — Encore une fois, la morve chronique n'est pas contagieuse; « tous les cas de transmission de morve chronique ne sont en réalité, comme celui rapporté plus haut, que des cas de *morve aiguë entée* sur la morve chronique !.. »

Certes, il faut admirer l'habileté qu'il a fallu déployer pour arriver à cette conclusion ; mais, tout en admirant, on peut cependant n'être pas convaincu. Il faudrait savoir, en effet, si, pour les besoins d'une théorie, il est permis de changer arbitrairement la signification universellement acceptée des mots les plus usuels d'une langue ; si l'on peut qualifier « *aiguë* » une maladie qui dure des mois et même des années, par cela seul que, dans son cours, on aura remarqué quelques troubles tellement fugitifs qu'ils peuvent « *facilement* » passer inaperçus, ou parce que, à l'autopsie, on aura trouvé dans le poumon quelques abcès récents, quelques taches ecchymotiques ? — Comme s'il n'était pas de l'essence de la morve de produire des éruptions successives, jusqu'à ce qu'elle amène plus ou moins rapidement la ruine de l'organisme ! — Dire que la morve *change de nature*, et passe à *l'état aigu* chaque fois que se produisent une nouvelle pustules sur la pituitaire, un nouveau bouton de farcin, un nouveau tubercule dans le poumon, *même en l'absence d'un trouble bien marqué, bien saisissable de l'économie*, n'est-ce pas comme si l'on disait que la phthisie pulmonaire change de nature et passe à l'état aigu chaque fois qu'on observe chez les malheureux phthisiques un peu plus d'oppression qu'à l'ordinaire, un peu d'agitation du pouls, quelques légers frissons suivis de bouffées de chaleur ?

Résumons toute cette longue discussion.

Une interprétation au moins hasardée de l'antique doctrine des *crises*, surtout en ce qui concerne ce qu'il appelle les *crises insensibles;*

Les appellations: « maladies aiguës, » « maladies chroniques, » détournées, au profit de la théorie nouvelle, de leur sens usuel, consacré par le consentement unanime des médecins de tous les temps et de toutes les écoles;

Une assertion sans preuve, que l'analogie condamne et que les faits autorisent au moins à mettre en suspicion, sur la manière dont la morve se comporte à l'égard de la grande et belle loi de l'*unicité*.

Un principe nouveau, le principe des *transmutations morbides*, substitué à l'ancien principe, fondement de toute la nosologie, et qui consacre la fixité, l'invariabilité des espèces nosologiques;

Quelques faits vrais, mais pouvant et devant recevoir une interprétation autre que celle qu'il leur donne;

Et, pour conclusion, cette proposition, contradictoire dans ses termes, que la *morve chronique doit être tenue pour contagieuse*, BIEN QU'ELLE NE LE SOIT PAS :

Telle est la théorie de M. Bouley, dernier refuge des *non-contagionistes.*

Si cette théorie est erronée si tout le talent de son auteur, auquel nul plus que moi, ne rend un plus complet et plus sincère hommage, si, dis-je, tout le talent de son auteur n'a pu que dissimuler imparfaitement les vices radicaux dont elle est entachée, que faut-il en conclure, relativement à la contagion de la morve? — Qu'il faut, après tant et de si longues discussions, en revenir à l'opinion des anciens, et dire, avec Solleysel :

« Cette maladie se communique plus qu'aucune autre, particulièrement certaines sortes de morves malignes; mais toutes ne sont pas de même, et ne se communiquent pas si facilement, *mais il y a* TOUJOURS *du danger*. »

Mais il ne suffit pas d'énoncer cette proposition; il faut encore démontrer que cette vieillle opinion, à laquelle l'Ecole de Lyon s'honore d'avoir été constamment fidèle, même aux jours de la plus grande ferveur anti-contagioniste, est conforme aux déductions scientifiques de l'expérimentation la plus rigoureuse.

Si les mots d'une langue avaient pour tous ceux qui la parlent la même signification; si, par exemple, les mots *morve aiguë*, *morve chronique* éveillaient dans l'esprit de tous ceux qui les prononcent les mêmes idées, rien ne serait plus facile que cette démonstration; ou plutôt, rien ne serait moins nécessaire, car pour la trouver toute faite, et aussi complète que l'esprit le plus exigeant pourrait la désirer, il suffirait de parcourir les écrits de Gohier (1), de Barthélemy aîné (2), de Rainard (3), de Gérard (4), de Hurtrel d'Arboval (5), de Dandre (6), de Lépine (7), de Delafond (8), de M. U. Leblanc (9), et ceux de M. H. Bouley lui-même (10). — Mais il n'en est pas ainsi. Grâce à la théorie des *crises insensibles* et des *transmutations morbides*, M. Bouley ou ses adeptes sont, nous venons de le voir, en position de répondre à ceux qui invoqueraient les faits de contagion recueillis par les auteurs que nous venons de nommer, par ce raisonnement qu'ils croient irréfutable.

« La morve, dites-vous, a été transmise par contagion ou inoculation; nous ne le contestons pas. — Vous prétendez qu'elle avait toutes les apparences de la morve chronique; nous vous l'accordons encore. — Mais sous ces apparences chroniques, savez-vous s'il ne se cachait

---

(1) *Mémoires et obs. sur la Chir. et la Méd. vét.*, t. 1er, p. 208 et suiv.
(2) *Bulletins de la Soc. cent. de Méd. vét.*, années 1849 et 1850.
(3) *Recueil de Méd. vét.*, année 1838, p. 543.
(4) *Recueil de Méd. vét.*, année 1827, p. 269
(5) *Dict. de Méd. et de Chir. vét.*, 2e édit., article Morve.
(6) *Recueil de Méd. vét.*, année 1837, p. 169:
(7) *Journal de Méd. vét. de l'Ecole de Lyon*, année 1846, p. 537.
(8) *Traité sur la police sanitaire*; p. 607 et suiv.
(9) Des diverses espèces de Morve et de Farcin considérés comme des formes variées et d'une même affection générale. Paris 1839.
(10) *Recueil de Méd. vét.*, année 1843, p. 113 et suiv., et *Nouveau Dict. de Méd., de Chir. et d'Hyg. vét.*, article Farcin.

pas une *crise insensible de morve aiguë?* — Pouvez-vous affirmer que, au moment où la contagion s'est produite, au moment où l'inoculation a été pratiquée, il n'y avait pas dans quelque point de l'économie, dans le poumon par exemple, quelques lésions récentes, aiguës par conséquent, impliquant la présence du virus? Si vous ne le pouvez pas, ne sommes-nous donc pas en droit de vous dire que *la morve vraiment chronique n'est pas contagieuse*, et que ce qu'on a transmis ou vu se transmettre, c'est la *morve aiguë, et rien que la morve aiguë?* »

Et qu'on ne nous dise pas que cette manière de raisonner est aujourd'hui abandonnée; que, tout le monde est d'accord; que pour tout le monde, aujourd'hui, même pour M. H. Bouley, la morve est contagieuse, quels que soient ses formes et ses degrés; car dans le même temps où l'on nous fait cette déclaration si rassurante, nous voyons M. H. Bouley reproduire sa théorie, en maintenir formellment tous les termes; l'accentuer même encore davantage s'il est possible.

Qu'on lise, en effet, son rapport, d'ailleurs si remarquable, fait à l'Académie de Médecine sur le malade de M. Bourdon, et l'on y trouvera ce passage significatif:

« Un cheval atteint de cette lésion chronique (la
» collection purulente des sinus) *d'origine morveuse*,
» est-il morveux? — *Objectivement, oui; — mais en*
» *réalité, il est permis de dire que non*, ou tout au moins
» que la maladie est notablement différente de ce qu'elle
» était primitivement. *A coup sûr, la matière du jetage,*
» *en ce cas, n'est plus virulente.* Il en est du cheval

» affecté d'une maladie organique des sinus par le fait » de la morve *comme de l'homme qui a perdu un œil à » la suite d'une éruption varioleuse.* L'un et l'autre sont » affectés d'une *lésion organique* irréparable, déterminée » par une maladie primitive *depuis longtemps éteinte.*

» Rien d'étonnant donc que l'inoculation de ce que, » dans la pratique, on appelle *la morve chronique, reste » si souvent sans résultat positif. C'est que souvent ce » que l'on inocule n'est plus la morve, mais un effet éloigné » de la morve.*

Et immédiatement après :

» Mais si un cheval sain peut contracter spontané- » ment la morve lorsqu'il est soumis pendant un certain » temps à l'influence des causes favorables, *à fortiori » en sera-t-il ainsi d'un animal qui en a subi les atteintes.* » Chez celui-ci, surtout, la maladie *est en puissance,* » et il est possible de la faire reparaître avec ses ca- » ractères primitifs. Prenez, par exemple, un cheval » affecté de morve bien chronique et reconnue non » virulente par une inoculation préalable. Faites dé- » velopper chez cet animal une fièvre intense, comme » celle qui résultera de l'implantation profonde d'un » clou dans l'articulation du pied, et essayez, au bout » de quelques jours, par une inoculation nouvelle, la » nature de la matière rejetée par les narines : alors, il » sera possible que vous transmettiez la morve, *parce » que, alors, sous l'influence du mouvement fébrile, le » virus morveux se sera régénéré* (1). »

---

(1) Rapport à l'Académie de Médecine, *Recueil de Méd. vét.*, année 1861, p. 540-541.

Eh bien ! nous le demandons, est-ce là une de ces conceptions dont l'auteur paraisse disposé à faire bon marché, et à côté de laquelle, il soit, en conséquence, permis de passer un peu légèrement ? Pour notre part, nous faisons plus d'honneur à M. H. Bouley ; nous y voyons une idée fortement conçue, profondément méditée, dans laquelle vingt ans d'études et de réflexions n'ont fait que l'affermir davantage, à laquelle il attache une grande importance, et dont il n'a pas cessé de vouloir et d'espérer le triomphe.

Mais si ces sentiments, chez M. H. Bouley, nous paraissent naturels et légitimes, nous, qui ne les partageons pas, qui croyons, au contraire, sa doctrine profondément erronée et dangereuse, nous avons le droit de le dire, de le démontrer, et de chercher à prémunir l'opinion contre les conséquences que cette doctrine aurait certainement si elle venait à prévaloir.

Qu'on ne s'y trompe pas, en effet, une théorie ne peut pas rester toujours à l'état de lettre morte ; tôt ou tard elle doit tendre à s'affirmer d'une manière plus positive et à influer, en se traduisant en *actes*, sur la pratique journalière ; et si M. H. Bouley conclut aujourd'hui, de sa théorie, qu'il faut agir, dans la pratique, comme si la morve était *toujours* contagieuse, qui sait si quelque jour, demain peut-être, quelque disciple moins prudent que le maître, mais peut-être aussi plus conséquent, plus logique, n'essaiera pas de relever, au nom de cette même théorie, le drapeau de la *non-contagion ?*

La question reste donc entière, avec toute sa gravité, gravité que des esprits superficiels pourraient seuls méconnaître, comme ils pourraient méconnaître seuls l'opportunité évidente qu'il y a de la soulever et, s'il se peut, de la résoudre.

Mais comment la résoudre, si tant de faits publiés depuis plus d'un demi-siècle par les vétérinaires les plus distingués, les observateurs les plus consciencieux et les plus habiles, l'ont laissée jusqu'ici indécise ? Il n'y a, suivant moi, qu'un seul moyen ; il faut aborder la difficulté sur le terrain même de la théorie qu'il s'agit de combattre ; il faut admettre pour un instant cette théorie, sinon comme vraie, du moins comme possible, et, se plaçant à ce point de vue, rechercher, par des expériences précises, si, oui ou non, la morve chronique est contagieuse ; — non pas la morve chronique vulgaire, celle que tous les praticiens appellent de ce nom et reconnaissent pour telle, mais la morve chronique de M. H. Bouley, celle que cet auteur considère comme une simple lésion organique sans virus, celle qu'il compare si énergiquement à la perte d'un œil à la suite d'une éruption varioleuse. — C'est ce que j'ai essayé de faire dans les expériences qui suivent ; le lecteur jugera si j'ai atteint le but que je m'étais proposé.

Première expérience.

Le 14 mars 1861, une jument âgée de sept ans, appartenant au 15e régiment d'artillerie, est envoyée à l'Ecole vétérinaire pour cause de morve. — Au moment de son entrée aux hôpitaux, elle présente les symptômes suivants :

Un jetage abondant, blanc-jaunâtre, sans mauvaise

odeur, très adhérent, s'écoule par la narine gauche. Sur la pituitaire de la même narine le doigt rencontre plusieurs élevures plus ou moins saillantes, dures, très facilement appréciables. — Une glande, grosse comme un œuf de poule, *dure, indolente*, encore peu adhérente à la branche du maxillaire, existe dans l'auge, aussi du côté gauche. — *L'appétit est parfaitement conservé; l'état général est fort satisfaisant; le pouls donne de* 30 *à* 32 *pulsations.*

Ces symptômes démontrent évidemment que, sans être très ancienne, la morve remonte déjà à plusieurs jours.

Du 15 au 26 mars, les symptômes caractéristiques de la morve s'aggravent peu à peu, le jetage se montre du côté droit; les ganglions de l'auge du même côté se tuméfient. — ***Mais tout ceci a lieu sans fièvre appréciable,*** et l'animal continue à jouir d'un appétit excellent.

Du 6 au 16 avril; le jetage a diminué, les glandes sont devenues plus adhérentes, mais un peu moins volumineuse; les chancres restent depuis plusieurs jours stationnaires; l'état général n'est pas modifié.

A partir du 17 on a soin d'explorer le pouls tous les jours, et plusieurs fois par jour, afin de saisir les moindres modifications qui viendraient à se produire dans la circulation. Or, du 17 au 24 on a compté constamment 28 pulsations par minute, sauf une seule fois, le 20, où l'on en a compté 35. — Sous tous les autres rapports l'état de l'animal n'a pas changé.

Le 24 le pouls, exploré le matin, donne 30 pulsations; le soir, il en donne 40.

Le 25 le principal ulcère, parmi ceux existant en

assez grand nombre dans la narine gauche, s'est étendu en surface et en profondeur. Il se peut que cette extension ait été graduelle; toutefois, comme elle n'a été notée que ce jour-là, et que, de plus, il y a eu, la veille, une légère (bien légère). accélération du pouls, il se peut aussi que cette extension du chancre soit la suite du *mouvement fébrile presque imperceptible* du 24 avril.

Dans tous les cas, le 26 le pouls est revenu à son type normal; il ne donne plus que 28 pulsations, et persiste avec cette lenteur jusqu'au premier mai.

Du 2 au 11 mai, le pouls varie un peu entre 28 et 32 pulsations. Du reste, depuis le moment où cette jument est entrée dans nos infirmeries, jusqu'à ce jour, l'appétit, la gaîté, la vigueur, en un mot, tout cet ensemble qu'on désigne sous le nom d'*état général*, n'a pas cessé d'être un seul instant excellent. L'animal n'a pas maigri, preuve du bon état des fonctions de nutrition; la morve s'est un peu aggravée sans doute, mais lentement, sans secousse, progressivement, et ce sujet pourrait certainement vivre encore longtemps en cet état. — On le sacrifie par effusion de sang.

Autopsie, le 11 mai, immédiatement après la mort. — La pituitaire est *pâle, glacée, épaissie*, couverte d'une énorme quantité de chancres, *larges*, *pâles*, *blafards*, à contours irréguliers, à surface chagrinée, *sans auréole inflammatoire à leur pourtour.*

Le poumon est parsemé d'une multitude prodigieuse de tubercules miliaires. La plupart sont à l'état de crudité; quelques-uns commencent à se ramollir à leur centre; beaucoup sont déposés au milieu d'un parenchyme pulmonaire parfaitement sain, mais quelques-uns sont entourés d'une légère auréole inflammatoire. — Enfin, on trouve aussi dans les deux poumons *de nombreuses taches ecchymotiques*.

Le lendemain, je prends du pus sur les chancres morveux de ce sujet, dont la tête a été conservée, et je l'inocule à un âne, vieux et usé, mais en très bonne santé, et mangeant parfaitement sa ration,

Comme toutes mes inoculations ont été faites de la même manière, je décrirai, une fois pour toutes, le manuel opératoire.

Sur l'un des naseaux, je râcle la surface cutanée avec le tranchant bien aiguisé d'un bistouri, de manière à enlever tout l'épiderme, et à mettre à nu le réseau vasculaire du derme, sans entamer le derme lui-même, et cela sur une surface un peu plus grande qu'une pièce de cinquante centimes. Je m'arrête quand je vois suinter quelques gouttelettes de sérosité et quelquefois un peu de sang sur la surface dénudée.

A quelque distances de cette première surface, souvent au voisinage de la commissure des lèvres, je taille avec des ciseaux bien tranchants, un très léger lambeau, aussi superficiel que possible, et n'intéressant jamais plus du cinquième de l'épaisseur du derme. Il en résulte une très petite plaie à opercule, qui, quand l'opération est bien faite, ne donne guère qu'une goutte ou deux de sang.

Dans les premiers temps, il m'arrivait souvent aussi : 1° d'enlever l'épiderme par le grattage sur une petite surface de la pituitaire; 2° d'inciser complètement la peau de l'encolure et de faire un petit godet avec les ciseaux, afin de déposer le virus dans le tissu cellulaire.

Je n'ai pas tardé à renoncer à cette manière de faire, parce que j'ai bien vite reconnu qu'elle allongeait inutilement l'opération, dont les résultats n'étaient pas moins sûrs en me bornant aux deux premiers modes d'inoculation.

Sur toutes ces petites plaies, je dépose du pus pris immédiatement sur la surface des chancres morveux ulcérés, ou, quelquefois, simplement de la matière du jetage nasal.

Je fais surveiller l'animal pendant quelques instants, jamais plus d'une demi-heure, quelquefois pendant un quart d'heure seulement, afin qu'il n'enlève pas, en se frottant contre les corps extérieurs, le virus déposé sur les plaies d'inoculation.

Le 12 mai 1861, l'âne dont j'ai parlé est donc inoculé, par le procédé que je viens de décrire, avec le pus chancreux de la jument dont l'observation précède.

Les 13 et 14, l'état du sujet est très satisfaisant; il boit et mange bien; on n'observe pas de trace d'inflammation aux points inoculés.

Le 15, il a beaucoup de fièvre; le pouls, petit et dur, donne au moins cent pulsations; l'appétit est peu développé; la faiblesse musculaire est très grande; rien encore aux points inoculés.

Le 16, le sujet est couché; il ne peut plus se lever seul; remis debout par le secours de plusieurs aides, il peut à peine s'y maintenir, et retombe dès que les aides ne le soutiennent plus. A la face et au nez, il n'y a rien aux points inoculés; mais la plaie de l'encolure (plaie sous-cutanée) suppure et se montre très enflammée. De ce point part une véritable corde farcineuse, qui descend jusqu'à l'entrée de la poitrine.

Enfin, l'animal meurt dans la nuit du 16 au 17.

Autopsie. — La pituitaire est très rouge, tuméfiée; son réseau veineux est considérablement distendu par du sang en partie coagulé; sa surface est parsemée de petites taches ecchymotiques, absolument semblables, quoique avec de moindres dimensions, à celles qu'on trouve si souvent dans le poumon, et qui ne sont, bien évidemment, que la trace initiale de lésions morveuses encore peu accentuées. On trouve, en outre, un petit *tubercule* blanchâtre, ayant une certaine épaisseur, véritable *pustule morveuse* non encore ulcérée, tout à fait caractéristique.

Les ganglions de l'auge, du côté gauche, sont parfaitement sains; mais ceux du côté droit (c'est de ce côté que l'inoculation avait été faite) sont enflammés, rouges, tuméfiés, et réunis entre eux par un tissu cellulaire lardacé de manière à former une *glande* de la grosseur d'un œuf de pigeon. Incisés, ils contiennent pour la plupart un ou plusieurs dépôts de cette matière blanche, caséeuse, amorphe, qui caractérisent ce qu'on appelle les tubercules morveux.

Les poumons sont parsemés à leur surface d'une multitude innombrable de petites élevures rougeâtres, formées par une substance centrale blanche, amorphe, caséeuse, sans organisation apparente, à coupe un peu granuleuse, s'écrasant sous les doigts avec la plus grande facilité, et, à la périphérie, par le tissu propre du poumon, enflammé, rouge, infiltré de sang et de produits plastiques, et formant tout autour des *tubercules* une sorte d'auréole inflammatoire très nette. — Partout dans l'intervalle de ces innombrables *tubercules morveux*, si spécifiques, et que tout le monde connaît, le tissu pulmonaire est souple, crépitant et parfaitement sain.

Voilà donc une jument, morveuse depuis deux mois au moins, qui, au moment de l'abattage, avait encore de l'appétit, de l'embonpoint, de la gaîté, de la vigueur; qui en un mot, aux symptômes de la morve près, paraissait bien portante; qui aurait pu vivre longtemps encore en cet état, et sans doute rendre des services; dont la santé générale n'a pas paru troublée un seul instant pendant près de deux mois qu'elle a été maintenue en observation dans nos hôpitaux et soumise à une surveillance attentive, *et dont le pus, pris sur les chancres le lendemain de l'abattage et inoculé à un âne, donne à ce dernier une morve tellement aiguë, que la mort en est le résultat cinq jours après l'inoculation.*

Il est vrai que chez cette jument, le pouls a été trouvé un jour, un seul jour, donnant 40 pulsations au lieu de 28 à 30 qu'il donnait habituellement. Cette accélération, à peine notable, peut très bien être le fait d'un émotion tout à fait passagère, d'une frayeur, par exemple, et non un signe de fièvre ; en tous cas, cette émotion de la circulation a été extrêmement courte; le lendemain il n'y en avait plus de traces; et l'animal n'a été sacrifié que *seize jours* plus tard.

Donc, même en admettant qu'une dizaine de pulsations de plus puissent caractériser suffisamment un état fébrile capable de ***régénérer le virus***, la crise, ce semble, aurait dû avoir tout le temps de s'effectuer complètement, et le virus régénéré aurait dû être complètement éliminé au moment de l'inoculation. — Et cependant on vient de voir que ce virus *existait encore très présent et très actif*.

Mais il y avait dans le poumon de nombreuses taches pétéchiales, ***impliquant la présence du virus***. Je ne puis pas le nier; et je suis forcé de reconnaître que, si cette jument avait la morve chronique, ce n'était pas précisément la morve chronique de M. Bouley.

Soit; cette jument avait la morve aiguë;— singulière morve aiguë à coup sûr, mais n'importe; — elle était sous le coup d'une crise insensible; et si elle avait la morve chronique vulgaire, ce que sans doute personne ne contestera, il n'en résulte pas cependant, que, à la rigueur, la théorie de M. H. Bouley soit fausse.

Deuxième expérience.

Une jument appartenant au 2e lanciers entre pour la première fois à l'infirmerie du régiment le 24 décembre 1861, pour cause de gourme; elle en sort le 21 janvier suivant, pour y rentrer le 7 mai 1862, atteinte d'une angine. Sortie le 21 mai, elle reprend son service, qu'elle continue jusqu'au 2 août. A cette époque elle revient à l'infirmerie, non pour une maladie bien déterminée, mais parce qu'elle est malingre, souffreteuse; elle en sort le 26 août. Enfin, le 16 octobre 1862 elle est reconnue morveuse, et envoyée à l'Ecole vétérinaire.

A cette époque, elle présente les symptômes les moins équivoques de la morve chronique confirmée :

jetage peu abondant, visqueux, pas très adhérent, glande de grosseur moyenne, dure, bosselée, adhérente; chancres assez nombreux, peu profonds et pâles.

Cette jument reste en observation dans nos hôpitaux jusqu'au 4 novembre suivant, et, pendant ces 17 jours, elle n'offre pas le moindre symptôme fébrile appréciable pas la plus légère trace d'exacerbation.

A l'autopsie, faite le 4 novembre, aussitôt après l'abattage, on trouve : 1° sur la pituitaire, des chancres nombreux, existant des deux côtés, sur les cornets aussi bien que sur la cloison nasale. Ces chancres sont pour la plupart superficiels, pâles, blafards, sans auréole inflammatoire à leur pourtour. Quelques-uns, également dépourvus d'auréole, sont chagrinés, et un peu piquetés de rouge; — 2° dans le poumon, une myriade de tubercules du genre miliaire, la plupart déposés au sein d'un parenchyme parfaitement sain, et dont quelques-uns seulement, peut-être trente ou quarante, sont entourés d'une très légère tache ecchymotique.

Le même jour j'inocule deux ânes ; le premier avec le jetage recueilli à l'orifice des naseaux sur la jument encore vivante; le second avec le pus pris sur les chancres de la pituitaire, aussitôt après la mort de ladite jument.

5 et 6 novembre, rien de nouveau à noter sur ces deux sujets.

Le 7, tous deux présentent des symptômes évidents de fièvre ; les points d'inoculation sont enflammés et douloureux, surtout chez celui qui a été inoculé avec le pus des chancres. Chez ce sujet, une corde de la grosseur du pouce, partant des points inoculés, suit le trajet de la veine glosso-faciale, et vient aboutir, dans la cavité de l'auge, aux ganglions lymphatiques, qui eux-mêmes sont engorgés, durs, très douloureux, et déjà fortement adhérents à la branche correspondante du maxillaire.

8, 9 et 10. Les symptômes locaux augmentent d'intensité chez le sujet inoculé avec le pus chancreux; la face se tuméfie; un jetage peu abondant se montre du même côté. En même temps, la fièvre augmente, l'appétit est presque nul; les testicules s'enflamment, se tuméfient et deviennent douloureux; la marche est difficile. Pendant ce temps, les symptômes restent à peu près stationnaires chez le sujet inoculé avec la matière du jetage.

11. Ce dernier est très malade; les symptômes locaux, principalement ceux qu'on remarque aux points inoculés sont toujours peu prononcés, mais l'appétit est complètement perdu, la fièvre est intense, la démarche est difficile, mal assurée; des douleurs articulaires se montrent d'une manière très évidente.

12. La maladie suit son cours chez les deux sujets.

13. Mort de l'âne inoculé avec le jetage nasal.

Autopsie. — La pituitaire est violemment congestionnée, et reflète une teinte violacée très foncée; une couche épaisse de mucus jaunâtre glaireux, tenace, la recouvre et cache les lésions spécifiques, que l'on apperçoit dès qu'on a enlevé ce mucus. Ces lésions consistent en une multitude de granulations blanchâtres, un peu proéminentes, formées d'une matière caséeuse amorphe, déposée dans l'épaisseur du chorion de la muqueuse. Les deux poumons sont remplis des mêmes granulations, offrant ici un volume un peu plus considérable, et atteignant parfois jusqu'à la grosseur d'une noix. Tous ces *tubercules morveux* sont formés de cette même matière caséeuse déjà décrite, et entourés d'une auréole rouge très vive.

13 et 14. Le sujet inoculé avec le pus chancreux résiste encore, mais il s'affaiblit progressivement.

15. Mort de ce dernier sujet, qui offre à l'autopsie exactement les mêmes lésions que le précédent.

Comme la première, cette double expérience prouve que la morve chronique vulgaire est incontestablement contagieuse et *inoculable;* mais, ici encore, il faut l'avouer, la présence de *quelques* taches ecchymotiques dans le poumon du cheval qui a fourni le virus peut offrir à M. H. Bouley et aux partisans de sa doctrine le moyen de soutenir qu'elle ne démontre pas la contagion de la morve chronique comme ils la comprennent.

On peut, à la rigueur, en dire autant de la suivante, que je rapporte cependant, ne fusse que pour prouver combien j'ai multiplié les expériences à la suite desquelles je me suis formé une conviction sur un sujet d'une si grande importance.

Troisième expérience.

Le 11 mars 1862, le 2me régiment de dragons nous envoie une jument morveuse depuis plusieurs jours; nous la gardons en observation jusqu'au 7 avril suivant, c'est-à-dire pendant près d'un mois. — Pendant tout ce temps la morve n'a pas fait de progrès sensible, et l'animal n'a pas cessé un seul instant de jouir d'une excellente santé, sauf, bien entendu, les signes de la morve.

Le 7 avril, cette jument fut sacrifiée, et l'on trouva dans la cavité nasale droite, deux vastes plaies ulcéreuses, à bords irréguliers, frangés, à surface granulée, grisâtre, boursouflée et blafarde, et, dans le poumon, *une dizaine de petits tubercules, du volume d'un pois, et entourés d'un léger liseré rouge-vif.*

Le même jour, 7 avril, j'inocule deux ânes : l'un avec le produit du jetage nasal ; l'autre avec le pus recueilli sur les chancres du nez de cette jument.

Ces deux ânes meurent des suites de cette inoculation *dans la nuit du 15 au 16 avril*, et l'autopsie révèle, chez tous les deux, les lésions de la morve aiguë à peu-près au même degré, lésions extrêmement caractérisées, et qu'on me pardonnera de ne pas transcrire ici, pour ne pas allonger indéfiniment ce travail.

Ici encore on dira que ce n'est point la morve chronique telle que la conçoit M. H. Bouley, et que j'ai inoculé la morve aiguë sous les apparences chroniques !.... soit ; nous avons promis d'accepter la théorie de M. Bouley avec toutes ses conséquences. Poursuivons.

Quatrième expérience.

Le 2 mai 1861, on sacrifie un cheval appartenant au 2me Lanciers, et dont l'autopsie montre les lésions suivantes :

Pituitaire pâle, épaissie ; chancres nombreux, à bords irréguliers, taillés à pic, *sans auréole à leur pourtour*, répandus çà et là sur la pituitaire et les cornets ;

tous sont recouverts d'une couche épaisse de suppuration visqueuse ; quelques - uns présentent quelques pointillements rougeâtres.

Poumons farcis de granulations miliaires, presque toutes égales, variant en volume depuis celui de la tête d'une grosse épingle jusqu'à la grosseur de la moitié d'un petit pois. — *Aucune de ces granulations n'est entourée d'auréole;* seulement deux ou trois paraissent offrir une certaine tendance au ramollissement. — *Absence complète de taches ecchymotiques.*

Pendant son séjour de près d'un mois dans nos infirmeries (elle était entrée le 10 avril), cette jument n'a jamais eu de fièvre; son pouls s'est constamment maintenu entre 30 et 38 pulsations; son appétit a toujours été bon. La morve est maintenant mieux caractérisée, plus complète que les premiers jours ; mais ses progrès ont été lents, continus ; la maladie a marché sans secousse, et tout porte à croire qu'elle aurait encore longtemps suivi la même marche sans compromettre la vie ni même la santé générale.

Cependant, je dois noter qu'il y a eu, dans la nuit du 17 au 18 avril (14 jours avant l'abattage), une légère hémorrhagie nasale, et que, le 27, s'est montrée, sur le membre postérieur gauche, une corde mal dessinée, qu'on a crue de nature farcineuse, mais qui s'est dissipée d'elle-même sans aucun traitement.

J'inocule, le 2 mai, le pus pris sur les chancres de ce cheval à un âne, vieux, mais encore vigoureux et très bien portant.

Le 6, un jetage séreux, peu abondant d'ailleurs,

s'établit par les deux naseaux; le naseau droit, sur lequel l'inoculation a été faite, est considérablement tuméfié ; de cette tuméfaction part une *corde*, qui gagne la joue correspondante en suivant le trajet de la veine glosso-faciale, et vient aboutir aux ganglions de l'auge du même côté, lesquels sont tuméfiés, durs, très douloureux et très adhérents à la branche correspondante du maxillaire.

Le lendemain, 7 avril, l'animal meurt à deux heures de l'après-midi, six jours après l'inoculation.

Inutile, je crois, de décrire encore les lésions que ce sujet a présentées, et qui étaient exactement identiques à celles que j'ai fait connaître déjà dans les expériences précédentes.

Ici, il n'y avait point de ces taches ecchymotiques, point de ces auréoles inflammatoires autour des tubercules morveux du poumon du cheval qui a fourni le virus. Mais ce cheval avait eu une hémorrhagie nasale 15 jours avant l'abattage; mais quelques-uns de ses chancres offraient à leur surface quelques pointillations rougeâtres. En est-ce assez pour diagnostiquer la *morve aiguë?...* En tout cas, ce qui est sûr, c'est que ces lésions *impliquaient la présence du virus*, et d'un virus très actif,

CINQUIÈME EXPÉRIENCE.

Le 15 février 1862, on sacrifie un cheval atteint de morve d'apparence chronique, appartenant au 8e dragons, et séjournant dans nos hôpitaux depuis le 31 janvier. Il n'avait jamais présenté, pendant les quinze jours qu'il est resté en observation dans nos hôpitaux, le plus léger trouble des grandes fonctions.

Cet animal n'avait pas la plus petite glande, pas le moindre chancre visible ; mais il jetait abondamment par les deux naseaux une matière blanche, caillebottée, non adhérente aux ailes du nez.

A l'autopsie, on ne trouve *pas un seul chancre*. Mais les sinus frontaux et maxillaires sont remplis d'un pus jaunâtre et caillebotté, semblable à celui que l'animal rejetait par les naseaux. La muqueuse qui tapisse ces cavités est complètement désorganisée, extrêmement épaisse, rugueuse, couverte de végétations fongiformes; mais on n'y voit pas le moindre chancre spécifique. C'est au point qu'on pourrait très légitimement douter de la nature morveuse de cette désorganisation, et la considérer comme une simple lésion organique sans spécificité, si l'on ne rencontrait en même temps dans les deux poumons un petit nombre de *tubercules miliaires*, qui ont toutes les apparences des tubercules morveux, et dont *quelques-uns* se montrent entourés d'une légère auréole.

Malgré la présence de ces lésions pulmonaires, ce n'est pas sans une certaine hésitation que, le 15 février, j'inocule à un âne le pus pris sur les végétations fongueuses de la muqueuse des sinus, et j'avoue que, en la pratiquant, je doutais fortement qu'elle pût être suivie de la morve.

Le 19 février, des signes non équivoques annoncent que l'inoculation a pris : l'aile du nez sur laquelle elle a été pratiquée est le siège d'une tuméfaction chaude et douloureuse; les ganglions de l'auge, du même côté, sont engorgés, durs, bosselés, douloureux, déjà extrêmement adhérents, etc., etc.

Tous ces symptômes s'aggravent rapidement; l'animal meurt dans la nuit du 21 au 22, et l'autopsie nous montre: sur la pituitaire, de nombreuses granulations miliaires, blanchâtres, offrant un aspect spécifique on ne peut mieux caractérisé; dans les deux poumons, une énorme quantité de tubercules, dont la grosseur varie depuis celle d'un petit pois jusqu'à celle d'un œuf de pigeon, tous entourés d'une auréole inflammatoire très belle, et offrant, à la coupe, cette structure si caratéristique pour quiconque a un peu étudié la morve qu'il n'est pas possible d'en méconnaître la nature.

N'est-ce pas là un type achevé de cette altération des sinus, dont M. H. Bouley a dit: « un cheval atteint de cette lésion chronique des sinus est-il morveux? objectivement oui, mais en réalité il est permis de dire que *non;* » celle dont il a dit encore: « *à coup sûr* la matière du jetage, dans ce cas, *n'est plus virulente*; » celle, enfin, dont il a dit: « Il en est du cheval affecté d'une lésion organique des sinus par le fait de la morve, comme de l'homme *qui a perdu un œil* à la suite d'une éruption varioleuse? »

Certes, si le mot *chronique* signifie *ancien*, cette morve était chronique, ou il n'y en a pas. — Mais ici encore nous retrouvons ces maudites taches ecchymotiques autour de *quelques uns* des tubercules du poumon!... Je suis bien forcé d'en convenir; et je dois convenir bien certainement aussi *qu'elles impliquaient la présence du virus*, car le malheureux âne inoculé avec le pus pris sur ces lésions *organiques* des sinus, indice d'une maladie *depuis longtemps éteinte*, a succombé, on l'a vu, à une morve aiguë des mieux conditionnées. — Quand, comment, sous l'influence de quelle cause le virus, depuis longtemps *éliminé*, a-t-il pu se régénérer ? Il serait impossible de le dire. Mais passons.

SIXIÈME EXPÉRIENCE.

Le 4 janvier 1863, le 2e régiment de lanciers envoya à l'école une jument *suspecte de morve*. — Elle avait, en effet, du côté droit, une glande assez volumineuse, dure, adhérente, que deux applications successives de topique Terrat n'avait pas fait diminuer ; elle jetait en outre par la narine correspondante, et ce jetage, tantôt plus, tantôt moins abondant, était mal lié et fortement adhérent aux ailes du nez. On ne voyait encore sur la pituitaire ni chancre, ni élevure. L'état général de cette ument était très satisfaisant. —Rien, absolument rien, du côté droit.

Le 23 janvier, j'inoculai à cette jument le virus de la morve aiguë, pris dans les tubercules pulmonaires d'un âne dont je rapporterai ci-après l'observation.

Cette inoculation *fut absolument sans résultat*. — Cette jument, conservée jusqu'au 17 février suivant, soit pendant vingt-cinq jours, ne présenta jamais le moindre signe maladif du côté des points inoculés. La marche de la morve n'en fut pas modifiée le moins du monde; jamais, à aucun moment, on ne put saisir le moindre signe de fièvre ; son appétit, son embonpoint, sa vigueur s'étaient admirablement maintenus, et, lorsqu'elle fut sacrifiée, le 17 février, elle était absolument dans le même état que le jour de son entrée.

A l'autopsie, on ne trouva absolumont rien dans

la cavité nasale et les ganglions lymphatiques de l'auge du côté droit (côté où l'inoculation de morve aiguë avait été faite) ; dans la cavité nasale gauche, sur la cloison, et tout-à-fait à la partie supérieure, on rencontra DEUX CHANCRES *pâles*, *granuleux*, plombés, sans trace d'inflammation, ni à leur pourtour, ni à leur surface. Impossible de rien voir de plus atonique, de plus chronique que ces deux chancres, *les seuls* qui existassent.

La glande du même côté offre de petites granulations blanchâtres, comme on en rencontre si souvent dans le cas de morve.

Dans le poumon, on trouve un assez grand nombre de granulations miliaires, opalines et presque translucides sur les bords, d'un blanc un peu jaunâtre au centre, assez fermes, même un peu dures, de la grosseur d'une forte tête d'épingle ou d'un grain de millet. *Aucun de ces tubercules vraiment miliaires n'est entouré d'auréole; il n'y a pas non plus la moindre tache ecchymotique.*— Seulement, dans le poumon droit, il existe un noyau, *un seul*, de pneumonie lobulaire. Ce noyau, gros comme une forte noix, est formé par le tissu pulmonaire très rouge, très congestionné, un peu friable, et infiltré de lymphe plastique.— C'est là, je le répète, *la seule lésion d'origine récente* qu'on ait rencontrée sur ce sujet. Cela suffit-il pour établir qu'il était atteint de la morve aiguë ?

Voici, dans tous les cas, le résultat de l'inoculation de cette morve :

Le 17 février j'inocule deux ânes ; le premier avec le jetage, le second avec le détritus recueilli en grattant la surface des deux uniques chancres de cette jument.

Le 19, l'inoculation a pris sur le sujet inoculé avec le jetage; les points inoculés sont tuméfiés, chauds, douloureux ; l'animal n'a pas encore de fièvre. — Rien sur le sujet inoculé avec le pus chancreux.

Le 23, la maladie suit son cours sur le premier sujet. Toute la face, du côté inoculé, est énormément tuméfiée; les ganglions du même côté sont engorgés, durs, bosselés, adhérents et très douloureux. — Rien encore sur le sujet inoculé avec la matière recueillie sur les chancres.

Le 25, ce dernier sujet, qui n'avait jamais rien présenté d'anormal, est mort dans la nuit. L'autopsie, faite immédiatement, révèle avec la dernière netteté les lésions spécifiques de l'infection morveuse la mieux caractérisée.

Quant au premier sujet, il est extrêmement abattu ; l'engorgement de la face est énorme, la respiration difficile, et l'on prévoit qu'il ne tardera pas à succomber.

Il meurt, en effet, dans la nuit du 24 au 25, et l'autopsie, faite le 25, montre les mêmes lésions, à peu près au même degré, que sur le sujet inoculé avec le pus chancreux.

On le voit, autant d'inoculations, autant de victimes!

En présence d'un tel résultat, si facile à obtenir, si constant, si fidèle, j'allais dire si fatal, on se demande avec étonnement comment on a pu croire, à une certaine époque, à la non-contagion de la morve *en général*; comment, tout récemment encore, on a pu avancer que la morve chronique « sur les propriétés contagieuses de laquelle il n'y a plus, dit-on, aujourd'hui, beaucoup de divergences parmi les praticiens,» *ne peut pas se transmettre par voie d'inoculation.*

M'opposera-t-on que si, dans toutes les expériences qui précèdent, j'ai inoculé, il est vrai, la morve chronique vulgaire, classique, je n'ai nullement inoculé la morve chronique, telle que la conçoit M. H. Bouley ? — Quoi ! ces six sujets, qui en ont infecté *huit* autres, étaient *tous* atteints de la morve aiguë malgré les apparences contraires? *Tous*, malgré l'absence bien constatée de tout mouvement fébrile, étaient sous le coup d'une crise insensible de morve aiguë latente? — Parmi ces six chevaux, dont on vient de lire les observations détaillées, pas un n'avait la vraie morve chronique? C'était la morve *aiguë* qu'avait notamment le sujet de l'*expérience IV*, dont le poumon n'offrait pas trace d'ecchymoses ou d'auréoles autour des tubercules dont il était rempli? C'était encore la morve *aiguë* qu'offrait le sujet de l'*expérience V*, atteint de cette désorganisation des sinus que l'on compare ailleurs à un œil perdu à la suite de la variole? C'était la morve *aiguë*, enfin, qu'avait cet autre sujet de l'*expérience VI*, qui, sauf *un point*, de la grosseur d'une noix, de pneumonie lobulaire, offrait, dans toutes ses lésions, aussi bien que dans tous ses symptômes, le tableau le plus achevé de la chronicité la plus parfaite ?

Mais si c'est là la morve *aiguë*, qu'est-ce donc que la morve *chronique* pour M. H. Bouley? Existe-t-elle, en vérité? Ou n'est-ce qu'un mythe, qu'une pure abstraction métaphysique ?

S'il en est ainsi, si la morve *chronique* telle que la

conçoit M. H. Bouley n'est qu'un être de raison, une simple vue de l'esprit, sans réalité subjective, alors, je le comprends, la morve chronique n'est pas, ne peut pas être contagieuse. — RIEN ne saurait produire que RIEN. — *Ex nihilò, nihil*, comme on dit dans le langage de l'Ecole.

Mais s'il en est autrement; si la morve chronique, telle qu'on la conçoit, n'est pas un être chimérique, si elle existe, non plus comme type idéal, mais comme maladie quelquefois réalisée, nous devons la trouver; et, bien qu'on ait oublié de nous dire explicitement à quels signes certains nous pouvons la reconnaître, ne laissons pas de la chercher.

SEPTIÈME EXPERIENCE.

Le 20 décembre 1861, M. Lapierre, vétérinaire à Belleville, envoya à l'Ecole un cheval atteint de farcin chronique, et dont il nous raconta les antécédents à peu près en ces termes :

« Il y a cinq mois, ce cheval, jusque-là très bien portant, présenta, à la face interne de la cuisse droite, le long de la saphène, une corde farcineuse, qui ne tarda pas à s'abcéder. Les boutons farcineux furent ouverts avec le cautère actuel à mesure qu'on y reconnut de la fluctuation, et l'animal guérit, sans autres soins, assez rapidement. Toutes les plaies farcineuses étaient cicatrisées depuis quelque temps déjà, lorsqu'on mit ce cheval en liberté dans une prairie, afin de le *refaire*. Un jour, *il y a de cela* CINQ SEMAINES, on s'aperçut que les plaies farcineuses s'étaient rouvertes; elles furent de nouveau cautérisées; aujourd'hui, elles vont bien, mais voyant que la cicatrisation ne marche pas assez rapidement au gré du propriétaire, je me suis décidé à envoyer ce malade à l'Ecole. »

A ce moment, six ou huit plaies farcineuses, *la plupart en voie de cicatrisation*, sont échelonnées sur le trajet de la saphène, depuis le jarret jusqu'à l'aine ; elles reposent sur une *corde* de la grosseur du pouce, assez mal délimitée à la vue ; le membre est à peine engorgé ; le fourreau est le siège d'un engorgement œdémateux assez prononcé.

Il n'existe pas un seul bouton de farcin sur les autres régions du corps. — L'exploration des cavités nasales n'y fait rien découvrir de suspect ; les ganglions de l'auge sont sains ; il n'y a pas de jetage.

L'état général est bon, les reins sont souples, les muqueuses colorées, l'appétit bien développé ; le pouls bat 36 fois par minute; la respiration est calme (dix mouvements respiratoires par minute).

« Ce sujet, nous dit encore M. Lapierre, a conservé toute sa vigueur ; il n'a jamais *paru indisposé*, et, si on n'avait pas craint de le mettre avec d'autres chevaux , il n'aurait pas interrompu un seul jour son service. »

Ces renseignements obtenus, je prends du pus sur une des plaies farcineuses, ulcérées et encore sécrétantes, et je l'inocule séance tenante à un âne.

Cette inoculation est donc pratiquée le 20 décembre 1861, à neuf heures du matin.

On n'observe rien de particulier pendant les six premiers jours.

Le 27, la plaie d'inoculation faite sur la pituitaire présente un peu le caractère ulcéreux; elle est cicatrisée le 29. Celle de l'encolure est un peu enflammée et suppure. Du reste, rien n'annonce encore que l'inoculation ait réussi.

Du 29 décembre au 9 janvier 1862, rien ne trahit la présence du virus, et l'on commence à croire que cette inoculation sera sans résultat. Mais, ce jour-là, 9 janvier, l'animal, qui avait encore bien mangé sa ration du matin, paraît triste, abattu ; il a de la fièvre et refuse sa ration du soir.

Le 10, la fièvre est intense (65 à 70 pulsations par minute), les reins sont insensibles, la faiblesse extrême; l'animal peut à peine se tenir debout. D'ailleurs on n'observe pas la moindre manifestation locale du côté des points inoculés, et l'on a quelque peine à croire que cette indisposition subite soit l'effet de l'inoculation, d'autant qu'une diarrhée intense vient se joindre aux symptômes ci-dessus. — On est donc porté à croire à l'existence d'une gastro-entérite, dont la cause reste, au surplus, tout-à-fait inconnue, et l'on institue un traitement en conséquence.

Malgré les soins qu'on lui prodigue, l'animal devient plus malade ; il tombe dans un état d'adynamie profonde, et reste constamment étendu tout de son long sur la litière. Il meurt enfin, sans se débattre, le 11 janvier à deux heures de l'après-midi, 22 jours complets après l'inoculation.

Autopsie. — On ne trouve dans les cavités nasales, qu'un peu d'infiltration à la partie supérieure du cornet inférieur du côté droit, et, sur la cloison nasale, une seule petite élevure blanchâtre, grosse comme la tête d'une épingle, offrant évidemment l'apparence d'une pustule morveuse au début, mais si petite, que, s'il n'existait pas d'autres lésions, j'hésiterais à la considérer comme un signe certain de l'existence de la morve. Mais le doute n'est pas possible en présence des lésions des poumons.

Ces organes, en effet, sont littéralement farcis de tubercules morveux, les mieux carctérisés qui se puissent voir. Tous sont constitués par cette matière amorphe, caséuse, blanche ou un peu jaunâtre, s'écrasant facilement entre les doigts, que j'ai déjà eu si souvent occasion de décrire ; tous sont entourés de cette auréole inflammatoire si connue, et dont nous avons déjà tant de fois parlé ; leur grosseur est fort variable : elle est généralement comprise entre celle d'un pois et celle d'une forte noix ; quant à leur nombre, il est véritablement prodigieux.

Voilà quel a été le résultat de cette inoculation d'un farcin, dont la dernière explosion remontait à plus de cinq semaines, et qui ne se traduisait que par quelques plaies ulcéreuses en voie de cicatrisation. Suivons maintenant l'animal qui nous a fourni ce virus dont on vient d'apprécier le degré d'activité.

Le jour même de l'entrée de ce cheval dans nos hôpitaux, on le couche et l'on cautérise de nouveau, avec le cautère actuel, toutes les plaies farcineuses, puis on introduit au fond de chaque plaie gros comme une noisette de topique Terrat, afin de détruire les parties altérées qui auraient pu échapper à l'action du cautère. — A partir du lendemain, l'animal reçoit chaque jour 15 grammes de poudre de noix vomique, que l'on porte à 20 grammes à partir du 24, pour redescendre à 10 grammes le 27, à cause d'une légère surexcitation qui a été remarquée dans la journée du 26.

Le 31 décembre on couche le sujet pour examiner de plus près la région malade. Il n'y a plus que trois plaies donnant encore un peu de suppuration ; toutes les autres sont cicatrisées, et celles qui ne le sont pas ont un aspect si favorable, qu'on se borne pour elles à des soins de propreté. Aucun nouveau bouton n'est apparu. — L'état général est des plus satisfaisants ; tout fait présager une guérison prochaine.

Le 6 janvier 1862, *toutes les plaies sont cicatrisées*, et l'animal est jugé assez complètement guéri pour pouvoir prendre place dans les écuries affectées aux animaux atteints de maladies non contagieuses, en attendant que son propriétaire vienne le retirer.

Voilà, ou je me trompe fort, un farcin auquel il serait difficile de contester le nom de farcin chronique. — Dira-t-on qu'au moment où l'inoculation de ce farcin a été faite, il y avait *peut-être*, dans quelques points de l'organisme, dans le poumon notamment, quelques-unes de ces lésions aiguës impliquant la présence du virus ? que *sans doute* l'animal était alors sous le coup d'une de ces *crises insensibles* qui *régénèrent le virus* d'une manière latente ? Je pourrais répondre que la marche de la maladie semble donner un démenti formel à cette assertion ; que, dans tous les cas, c'est à ceux qui pourraient être tentés de dénier à ce farcin le titre de *chronique* à prouver qu'il était *aigu*, malgré les apparences contraires ; que même en admettant, ce qui est pourtant si problématique, l'existence de quelques lésions aiguës dans le poumon au moment de l'inoculation, il resterait à expliquer comment ces lésions auraient pu faire refluer, juste à ce moment, vers des plaies anciennes et en voie de guérison, un virus que ces plaies ne contenaient sans doute pas la veille, et que, sans doute aussi, elles ne contenaient plus le lendemain. Mais nous n'avons pas besoin d'être si exigeant avec les partisans de cette théorie. Continuons d'exposer l'histoire instructive de ce malade.

Jusqu'au 19 janvier, tout va le mieux possible ; l'animal est gai, bien portant, et ne paraît se ressentir en rien de l'affection farcineuse dont il a été atteint. Ajoutons que, depuis le premier jour jusqu'à ce moment, il n'a jamais présenté le moindre symptôme de fièvre.

Mais, le 19, la scène change ; l'animal est triste ; il a de la fièvre ; il jette abondamment par les deux naseaux ; les ganglions de l'auge, jusques-là très nets et très sains, sont tuméfiés, molasses, douloureux ; déjà on aperçoit sur la pituitaire plusieurs pustules en voie de formation. — A ces symptômes il est facile de reconnaître une de ces invasions subites, inopinées de morve aiguë pustuleuse, à marche si rapide.

Le 20 et le 21, la maladie fait des progrès ; les pustules s'ulcèrent ; la fièvre est intense ; l'appétit se perd ; les forces baissent rapidement.

Le 22, aggravation de tous les symptômes ; le 23, l'animal est abattu.

Autopsie. — Il n'existe pas un seul bouton sur la surface cutanée ; les plaies farcineuses ne se sont pas rouvertes. — Les cavités nasales sont couvertes de chancres, disséminés irrégulièrement, tant sur la cloison que sur les cornets ; tous sont évidemment de formation récente, ont un aspect rougeâtre et sont entourés d'une vive auréole.

Les poumons, — qu'on examine avec une attention toute particulière, — ***sont complètement sains***; ***on n'y rencontre pas un seul tubercule miliaire, récent ou ancien***, pas une seule ***ecchymose***; ***rien***, je le répète, ABSOLUMENT RIEN.

Si donc il y en avait au moment de l'inoculation, que sont-ils devenus ? Ont-ils disparu par résolution, au point de ne laisser aucune trace visible, un mois après, en pleine éruption de morve aiguë ? Ou bien serait-ce cette morve aiguë à l'état d'incubation qui, un mois avant son explosion, aurait régénéré un virus tellement actif, qu'après 21 jours d'incubation, il tuait en deux jours l'âne auquel on l'inoculait, et, cela, au moment même où le cheval farcineux qui l'avait fourni paraissait complètement guéri ? En vérité, il faudrait plaindre une théorie qui, pour se soutenir, aurait le soin d'avoir recours à de tels subterfuges.

Je ne vois donc pas quelle objection on pourrait faire à cette expérience, à moins de dire que j'ai inoculé le farcin et non la morve. — Cette objection, je la comprendrais, à la rigueur, de la part de ceux, en petit nombre aujourd'hui, qui croient encore que le farcin et la morve sont deux affections de nature différente, bien que, cependant, cette observation prouve précisément, et, je crois, sans réplique, l'identité de nature de ces deux formes morbides ; mais de la part du plus grand nombre, de la part de M. H. Bouley en particulier, qui admet comme moi, qui a admis avant moi sans doute, que la morve et le farcin ne sont qu'une seule et même maladie sous deux aspects différents, cette objection serait évidemment sans valeur.

Tout ce qu'on peut dire, c'est que c'est là jusqu'à présent un fait unique ; et bien qu'on puisse répondre que, lorsqu'il s'agit de contagion, un seul fait positif, s'il a été bien observé, s'il s'est produit entouré de toutes les circonstances propres à en assurer l'authenticité et la véritable signification, suffit pour faire preuve, je comprends cependant que plusieurs faits prouvent, sinon plus, du moins mieux. — C'est pourquoi je produirai encore le suivant :

HUITIÈME EXPÉRIENCE.

Le 9 janvier 1863, M. Naud, vétérinaire au 15me régiment d'Artillerie, envoie à l'Ecole une jument *suspecte de morve*, et nous transmet sur son compte les renseignements suivants :

Dans le courant du mois de janvier 1862, c'est-à-dire il y a un an, cette jument, alors détachée au camp de Sathonay, a été portée indisponible par le vétérinaire chargé du service du camp, pour un jetage et un léger glandage qui disparurent sous l'influence du repos et d'un régime délayant. Dans le courant d'octobre dernier (1862), elle fut de nouveau portée indisponible, à cause d'un engorgement œdémateux circonscrit, survenu au poitrail. Enfin, le 16 décembre, elle fut prise d'un épistaxis qu'on arrêta facilement par des injections d'eau fraîche vinaigrée dans les cavités nasales et des lotions de même nature sur la tête. Gardée pendant quelques jours en observation à l'infirmerie, à cause de ce dernier accident, elle ne tarda pas à être renvoyée à sa batterie, et elle avait depuis douze jours repris son service, qu'elle faisait sans paraître le moins du monde incommodée et sans inspirer aucune inquiétude, quand, le 3 janvier 1863, en passant une visite de santé, on découvrit dans l'auge et du côté gauche une petite glande un peu indurée, non adhérente, et, dans la narine correspondante, une élevure très suspecte.

Elle fut immédiatement mise à l'infirmerie, et, son état paraissant de plus en plus inquiétant, elle nous fut en définitive adressée, comme je l'ai dit plus haut, le 9 janvier 1863.

A ce moment, elle offre les symptômes suivants :

Glande grosse comme une noix, dure, bosselée, adhérente, du côté gauche de la ganache ; deux chancres pâles sur la cloison nasale, du même côté ; jetage muqueux, peu adhérent, et d'ailleurs presque nul. — Etat général très satisfaisant ; poil lisse, embonpoint assez bon, vigueur et gaieté normales, appétit bien conservé; pouls à 40, respiration tout-à-fait calme.

Le 13, je pratique, avec le peu de jetage que je puis recueillir au pourtour de la narine gauche, une première inoculation, sur un âne que je désignerai par la lettre A. Ce jetage me paraît tellement conforme au mucus normal, tellement éloigné du jetage spécifique de la morve, que, en pratiquant cette inoculation, je doutais fortement de son succès.

Le 15 janvier, la jument morveuse, dont l'état ne s'est ni amélioré ni aggravé, et qui, sauf les signes de la morve, que j'ai fait connaître plus haut, paraît jouir de la meilleure santé, est abattue. — Le 16, on en fait l'autopsie, et l'on constate les lésions suivantes :

Dans la cavité nasale gauche, tant sur la cloison que sur les cornets, existent quelques chancres *remarquables par leur pâleur;* la muqueuse elle-même est *pâle, blafarde, glacée.* — Les poumons renferment une quantité prodigieuse de petites granulations miliaires ou pisiformes, jaunâtres, assez fermes (tubercules miliaires des auteurs). Le tissu pulmonaire qui les entoure est *parfaitement sain, ni congestionné, ni ecchymosé. — Pas un seul de ces tubercules* (j'insiste sur ce point) *n'est entouré d'auréole inflammatoire; il n'y a pas dans le poumon une seule tache ecchymotique.* Nous avons apporté, M. Rey et moi, le plus grand soin à vérifier ce fait.

J'espère que voilà enfin une morve chronique à laquelle M. H. Bouley ne trouvera rien à dire.

Immédiatement, j'inocule un deuxième âne, que j'appellerai B, avec la matière prise sur les chancres de cette jument.

Voici maintenant l'histoire de ces deux ânes :

Dès le 16, l'une des plaies d'inoculation de l'âne A, inoculé le 13 avec le jetage, est un peu enflammée; une petite glande, grosse comme une noisette, existe du même côté dans l'auge.

Le 17, les signes qui annoncent le succès de l'inoculation sont bien accusés sur le sujet A. La glande a la grosseur d'un œuf de poule; les plaies d'inoculation sont enflammées; tout autour, les tissus sont tuméfiés, chauds, durs, tendus, douloureux. De ces points part une *corde*, qui, suivant le trajet de la veine glosso-faciale, vient aboutir aux ganglions malades. Le pouls est accéléré (65 pulsations), l'animal est triste, l'appétit se conserve cependant encore.

Rien n'annonce encore le succès de l'inoculation sur le sujet B, inoculé la veille avec le pus chancreux.

Le 18, la maladie fait des progrès chez le sujet A. Toujours rien sur le sujet B.

Le 19, l'état du sujet A s'aggrave. Le sujet B présente une légère tuméfaction autour de l'une des plaies d'inoculation, et les ganglions du même côté paraissent déjà un peu influencés par le virus.

Le 20, sur le sujet A, la tuméfaction de la face est considérable; elle a envahi les ailes du nez, les lèvres, la joue tout entière; l'une des plaies a revêtu le caractère ulcéreux. Pouls à 70.

Sur le sujet B, pouls à 65, ganglions de l'auge, du côté inoculé, engorgés, chauds, douloureux, plaies d'inoculations enflammées et douloureuses.

Le 21, marche progressive de la maladie chez les deux sujets. — Faiblesse prononcée, dyspnée chez le sujet A. — Chez le sujet B, tuméfaction des tissus autour des points inoculés, apparition d'une corde qui va rejoindre les ganglions de l'auge, lesquels ont augmenté de volume, fièvre violente.

Le 22, progrès de la maladie.

Le 23, mort du sujet A.

Autopsie. — Nombreux tubercules morveux dans les ganglions lymphatiques de l'auge; épaississement considérable de la pituitaire, dont la couleur est d'un rouge violacé presque noir; sur ce fond de couleur foncée, se dessinent en relief un nombre prodigieux de petites granulations blanchâtres, dont plusieurs sont sur le point de s'ulcérer, et ne paraissent plus recouvertes que par une mince couche épithéliale, qu'il suffit d'enlever avec le dos du scalpel pour les transformer en chancres parfaits. Quantité innombrable de petits dépôts morveux dans les deux poumons; leur volume moyen égale à peu près celui d'une noisette; tous sont entourés d'une belle auréole inflammatoire.

Le sujet B est encore debout; mais il est faible, consumé par la fièvre, sans appétit. En même temps, les symptômes locaux se sont aggravés, la tuméfaction a envahi la face et les ailes du nez; les articulations sont douloureuses.

Les 24, 25, 26, aggravation de l'état du sujet B, qui meurt le 27 à 2 heures du soir.

Autopsie. — Muqueuse pituitaire moins violemment phlogosée que sur le sujet A, mais parsemée de nombreuses granulations morveuses, manifestement entourées, pour la plupart, d'une auréole d'un rouge vif.— Ganglions tuméfiés et remplis de tubercules morveux. — Mêmes tubercules, en très grand nombre, dans les deux poumons.

Où donc étaient, chez la jument qui a fourni le virus par lequel ont été tués ces deux ânes, les lésions aiguës impliquant la présence du virus, et dont l'absence devrait, par une conséquence nécessaire, impliquer aussi l'absence de ce même virus?—Je les ai cherchées, on s'en souvient, et ne les ai point trouvées. J'ignore donc absolument quel genre d'objection on pourrait faire à cette expérience; et il me paraît impossible, qu'après l'avoir lue, on puisse douter encore des propriétés contagieuses de la morve chronique; non pas de la morve chronique *vulgaire*, car pour celle-là, la démonstration serait bien superflue, mais de la morve chronique telle qu'on doit la comprendre d'après la théorie de M. H. Bouley; de cette morve qui n'est plus, nous dit-on, qu'une lésion organique sans virus. — Cette expérience, je le répète, nous apprend ce qu'il faut penser de cette assertion.

N'est-ce point assez? Voici une dernière expérience, encore plus probante, s'il est possible, et qui a,

en outre, le mérite de montrer que ce n'est pas seulement entre mes mains que la morve chronique est contagieuse et inoculable ; je la dois à l'extrême obligeance d'un de mes amis, M. Liautard, vétérinaire au 5me Dragons, et je me plais à lui en témoigner ici toute ma gratitude.

NEUVIÈME EXPÉRIENCE.

« La jument de troupe l'*Ampoulée* est conduite à la visite des chevaux indisponibles ; le maréchal-des-logis de semaine rend compte que le matin, en revenant des classes, cette jument jetait légèrement par le naseau droit. Voici quel était l'état de cette bête : Embonpoint bon, poil lisse et brillant, gaieté ordinaire, pas de glande, couleur de la pituitaire normale, plus de trace de jetage. Néanmoins, d'après le rapport du maréchal-des-logis, cette jument entre à l'infirmerie et est mise à part.

« Huit jours après, n'ayant observé aucun symptôme qui puisse motiver un plus long séjour à l'infirmerie, je renvoie l'*Ampoulée* à son escadron.

« Six mois plus tard, un samedi, à la revue de santé, je constate que cette jument présente, par les deux naseaux, un jetage épais et abondant, mais sans glande et sans ulcérations. Son entrée à l'infirmerie est aussitôt ordonnée. Pour tout traitement, je fais dans les cavités nasales une injection au sulfate de zinc. Le lendemain, le jetage n'existe plus. La jument n'en est pas moins tenue isolée pendant deux mois, après quoi, elle sort de l'infirmerie.

« Un peu plus tard, à une visite de santé, je trouve dans le même peloton trois chevaux fortement glandés : l'*Ecran*, le *Bitume* et le *Fou*. Le premier est placé dans un coin de l'écurie qu'occupe le peloton, et à droite de la jument l'*Ampoulée;* le second, à gauche de la même jument, et le troisième, dans le coin opposé en diagonale à celui qu'occupe l'*Ecran*.

« Je soupçonne fortement l'*Ampoulée* d'avoir contagionné ses deux voisins. Quant au *Fou*, placé loin d'elle, je ne m'explique pas tout d'abord comment la contagion aurait pu se produire. Néanmoins, je n'hésite pas, et, malgré son état apparent de santé parfaite, — car elle n'a ni jetage, ni glande, ni ulcérations, — je prends cette jument à l'infirmerie, ainsi que les trois autres chevaux.

« Quelques jours après, le maréchal-des-logis du peloton m'apprend que le cheval le *Fou* avait occupé antérieurement la place de l'*Ecran*, à droite de l'*Ampoulée*. — Dès-lors, je ne doutai plus : j'avais affaire à une de ces bouffées de morve par contagion, malheureusement trop fréquentes dans les agglomérations de chevaux.

« En effet, le *Bitume*, l'*Ecran* et le *Fou* furent successivement abattus, à peu de jours d'intervalle, pour cause de morve. Il ne me restait plus de cette bouffée morveuse que la jument soupçonnée d'avoir contagionné les autres. Mais, quelque fortes que fussent mes présomptions, je n'étais pas complètement fixé sur son état, et je n'osais pas en demander immédiatement l'abattage.

« En effet, c'était un singulier jetage que celui dont était atteinte cette jument. Pendant huit jours, quelquefois plus, quelquefois moins, elle avait les naseaux très propres. Puis, tout-à-coup, et sans cause appréciable, un jetage épais et abondant faisait irruption par les naseaux. Le lendemain, on ne voyait plus rien. J'avoue que ce jetage, si singulièrement intermittent, m'intriguait beaucoup. A deux reprises différentes j'avais trépané les sinus, et, à mon grand étonnement, je n'avais trouvé, ni à droite ni à gauche, aucun signe d'*épithélioma*. La poitrine me paraissait bonne, et rien n'indiquait une lésion profonde du poumon. Enfin, cinq mois après sa dernière entrée à l'infirmerie, l'*Ampoulée*, sans glande, sans chancre apparent, est déclarée morveuse, et, comme telle, abattue.

« Voici les lésions que je rencontrai à l'autopsie :

« Pas de glandes, *pas de chancres sur la pituitaire*, ni sur la muqueuse du pharynx, du larynx, de la trachée, ni des bronches; pas de collections dans les sinus ni dans les cornets; *pas de lésions dans les poumons*, PAS MÊME LA TRACE D'UN DE CES TUBERCULES ISOLÉS qu'on rencontre si fréquemment dans le poumon des chevaux morveux. — J'avais cru à l'existence de la morve, et l'autopsie semblait me donner tort. Cependant, je ne tardai pas à découvrir le foyer du jetage qui m'avait si fort intrigué : la poche gutturale droite était le siége d'une collection purulente. Moins grande que celle du côté opposé, cette poche semblait comme raccornie à la façon d'un morceau de parchemin qu'on aurait soumis à l'action de la chaleur. *Une ulcération profonde, à fond livide, à bords irrégulièrement découpés*, en occupe toute la partie inférieure, et se continue jusqu'à l'orifice induré de la trompe d'Eustache. La quantité de pus qu'elle contenait a pu être évaluée à un décilitre.

« Cette lésion était-elle suffisante pour permettre d'affirmer que c'était bien l'*Ampoulée* qui avait contagionné les trois chevaux l'*Ecran*, le *Bitume* et le *Fou?* Le doute semblait au moins permis, et l'expérimentation seule pouvait résoudre cette question d'une manière complète ; je résolus d'y avoir recours.

« J'inoculai donc, au pourtour des naseaux d'un vieux cheval, un peu de pus, pris dans la poche gutturale droite de la jument l'*Ampoulée*. Quatre jours après, la plaie d'inoculation s'ouvrit et donna écoulement à un liquide sanieux ; un cordon lymphatique s'engorgea ; bientôt cet engorgement gagna l'auge ; les glandes, à leur tour, devinrent volumineuses, dures, adhérentes ; puis un jetage s'établit par les naseaux, et finalement ce cheval fut abattu complètement morveux. A l'autopsie, on rencontra toutes les lésions caractéristiques de la morve.

« Il n'y avait donc plus à en douter : la jument l'*Ampoulée* avait contagionné les trois chevaux : l'*Ecran*, le *Fou* et le *Bitume*. »

Ainsi, voilà une jument qui, pour tout symptôme maladif, présente un jetage intermittent, jetage si peu caractéristique, qu'on ose à peine la soupçonner atteinte de la morve ; cela dure *deux ans*, et, pendant tout ce temps, la jument en question ne cesse pas de se

bien porter, et de faire un bon service, si ce n'est dans les intervalles où, par une précaution qui pourrait presque sembler excessive, tant ce jetage ressemble peu à celui de la morve, elle est prise à l'infirmerie et mise en surveillance. Cependant elle communique la morve à trois chevaux qui ont avec elle des rapports immédiats. — Elle est alors abattue, et l'autopsie ne révèle AUCUNE AUTRE LÉSION ***qu'une ulcération de la poche gutturale droite, lésion ancienne, sans caractères inflammatoires***, et d'aspect si peu spécifique que, pour se bien convaincre qu'on a affaire à la ***morve***, il ne faut rien moins que le résultat de l'inoculation, à un cheval bien portant, de la matière purulente contenue dans cette poche gutturale ulcérée. Si ce n'est pas là la ***morve*** CHRONIQUE, qu'est-ce donc ?

Je m'arrête ; car je ne vois pas ce que d'autres faits semblables, fussent-ils mille fois plus nombreux, pourraient ajouter à ceux-ci, et, je le répète, je cherche en vain de quelle nature pourraient être les objections qu'on voudrait leur opposer.

Si la ***morve*** CHRONIQUE n'est pas un mythe, si c'est une maladie réelle, et si, comme on le dit, elle est si bien caractérisée qu'il est presque impossible de la méconnaître, j'ose croire qu'on la reconnaîtra chez les ***neuf*** chevaux dont je viens de publier les observations et qui ont communiqué la morve, soit par inoculation, soit par contagion ordinaire, à QUINZE ***sujets bien portants***. — On la reconnaîtra, pour le moins, chez les trois derniers, car, pour eux, outre la présomption de chronicité résultant de l'ancienneté et de la marche de la maladie, on a la preuve certaine, irrécusable, que, au moment où l'on a pris chez eux le virus *inoculable* qui a tué quatre sujets d'expérience, ils ne présentaient *aucune trace de lésions récentes ou aiguës.*

Ces faits ne sont cependant pas les seuls que je possède; mais les autres n'ajouteraient rien à la démonstration que je me suis proposée; ils prouveraient seulement, ce que, du reste, on peut déjà voir suffisamment par les expériences qui précèdent, qu'entre la morve aiguë et la morve chronique, il n'y a pas seulement la plus parfaite identité de nature, mais qu'il n'y a pas même de ligne de démarcation rigoureusement tracée; que ces deux formes d'une affection unique passent de l'une à l'autre par des gradations insensibles; et c'est ce que j'ai voulu montrer en disposant, dans cette relation, mes expériences dans l'ordre qu'on a vu.

Et maintenant, si M. H. Bouley n'est pas convaincu, s'il croit encore qu'il est des lésions d'origine morveuse qui, *à coup sûr*, ne sont point contagieuses; s'il tient, en un mot, à redonner un peu de consistance à sa théorie, qui nous paraît fortement ébranlée, pour ne rien dire de plus, il faut absolument qu'il nous démontre pourquoi, en quoi et comment nous sommes dans l'erreur.

Et ce n'est point par des arguments qu'il parviendra à nous convaincre. Les arguments, nous ne les dédaignons pas; nous-même en avons fait, à l'occasion, usage contre lui, et, nous le croyons, avec un certain succès. Cependant, il serait possible que, dans la discussion à laquelle nous avons soumis sa théorie, nous ayons commis quelque erreur de logique. S'il en est ainsi, nous ne demandons pas mieux que d'être détrompé. Mais ce genre de preuves, nous le répétons, ne saurait plus suffire. C'est par des faits que M. Bouley doit nous répondre; — non par des faits incomplets, énoncés en termes généraux, — par mais des faits détaillés, précis, sur lesquels la discussion puisse s'établir d'une manière sérieuse et partant utile ; tels, en un mot, que nous paraissent être ceux que nous livrons nous-même à son appréciation et, au besoin, à sa critique.

Cette critique, nous l'appelons de tous nos vœux ; non point par un vain amour du bruit, ni, et bien moins encore, par un sentiment de présomption que rien ne justifierait, mais dans le seul intérêt de la science et de la vérité.

Avons-nous besoin de le dire ? En prenant la plume sur ce sujet, dont nul assurément ne méconnaîtra l'importance, nous n'avons eu qu'un seul mobile : l'intérêt de la science ; qu'un seul but : la recherche de la vérité. Nous avons combattu avec toute l'ardeur de nos convictions une théorie que nous croyons erronée et dangereuse ; mais en combattant avec vigueur, avec vivacité quelquefois, les erreurs du savant, nous nous sommes efforcé de n'oublier jamais ce que nous devions à la position, au talent, au caractère de l'homme, et nous connaissons assez la générosité de notre adversaire pour être sûr qu'il en conviendra lui-même et qu'il sera le premier à nous savoir gré de n'avoir point sacrifié l'intérêt de ce qui nous paraît être la vérité, à la sympathie que sa personne nous inspire.

Répétons-le en terminant, nous croyons être dans le vrai ; nous croyons avoir montré que la morve, quelque chronique qu'elle soit, est encore contagieuse ; nous croyons avoir prouvé, par des arguments et par des faits nombreux, pressants, inattaquables, l'insuffisance et l'erreur de la théorie de M. H. Bouley. Et pourtant il se pourrait que ce fût nous qui fussions dans l'erreur. S'il en est ainsi, il importe à la science, à nous, à M. H. Bouley lui-même, que nous soyons détrompé, et c'est pour ces motifs que nous faisons une dernière fois appel à sa critique.

En attendant, et pour bien préciser les points sur lesquels devra, si elle s'établit, porter la discussion, nous allons formuler aussi brièvement et aussi clairement que possible les conclusions qui nous semblent ressortir de l'ensemble de notre travail.

A. — Il n'y a pas plusieurs espèces de *Morve*, il n'y en a qu'une, toujours identique au fond, toujours semblable à elle-même sous les formes d'ailleurs extrêmement variées qu'elle peut revêtir ;

B. — Non-seulement la *Morve* et le *Farcin*, la *Morve aiguë* et le *Farcin aigu*, la *Morve chronique*, et le *Farcin chronique* ne sont que des modes de manifestation divers *d'une seule et même espèce morbide*, mais il n'y a pas même de ligne de démarcation tranchée entre *l'état aigu* et *l'état chronique* de ces formes d'une même affection ;

C. — C'est-à-dire que, entre la Morve la plus *aiguë*, capable de tuer en vingt-quatre ou quarante-huit heures l'animal qu'elle attaque, et la Morve la plus *chronique*, compatible pendant des années avec l'exercice à peu près régulier des fonctions, il est possible de placer un nombre presque infini d'états intermédiaires, plus ou moins rapprochés de ces deux termes extrêmes ;

D. — On peut donc passer de la forme la plus aiguë à la forme la plus chronique par des gradations presque insensibles, qui les relient l'une à l'autre, comme les anneaux d'une longue chaîne relient entre elles les deux extrémités opposées ;

E.— Dès-lors, les quelques lésions récentes et jusqu'à un certain point *aiguës*, qu'on peut rencontrer chez un sujet atteint de morve *chronique*, n'ont pas l'importance et surtout la signification qu'on a voulu leur attribuer ; elles ne font pas que la morve, par le fait de leur présence, ait changé de nature ; elles établissent seulement qu'il s'agit d'un de ces *chaînons* qui relient entre eux le type aigu et le type chronique ;

F.— Encore moins font-elles que la Morve soit ou ne soit pas contagieuse, suivant qu'elles existent ou qu'elles n'existent pas ;

G. — Bien loin de là, tant que la Morve s'accuse par des lésions spécifiques, — que ces lésions soient récentes ou anciennes ; — qu'elles soient aiguës ou chroniques, enflammées ou non ; — qu'elles se soient développées à la suite d'un mouvement fébrile ou sans susciter de réaction appréciable, — la Morve *existe tout entière*, y compris le germe fatal qui en est à la fois l'origine et le fruit ;

H. — C'est donc une double erreur, — erreur de

doctrine et erreur de fait, — que de considérer les lésions chroniques de la morve comme des lésions purement matérielles, organiques, sans spécificité. — L'expérience aussi bien que le raisonnement prouve que ces lésions recèlent encore en elles le virus de la Morve, et un virus généralement très actif ;

I. — Donc, sous toutes ces formes, à tous ses degrés, dans tous ses états, à toutes ses périodes, — dans tous les instants de son existence, pour tout dire en un mot, — *la Morve est contagieuse et facilement inoculable ;*

J. — Donc il y a *toujours* danger de contagion ; non pas danger possible, éventuel, conditionnel, mais danger certain, actuel, toujours menaçant.

Est-ce à dire que tout cheval qui aura été en contact avec un cheval morveux devra nécessairement, fatalement, contracter la morve ? Non, certes. Mais, est-ce qu'on ne peut passer auprès d'une poudrière, un brandon allumé dans la main, sans y mettre le feu ? Et cela empêche-t-il la sentinelle préposée à sa garde de crier à l'imprudent qui voudrait en faire l'expérience : Halte-là !... passez au large !...

Eh bien ! nous, contagionistes, nous sommes cette sentinelle.

FIN.

www.ingramcontent.com/pod-product-compliance
Ingram Content Group UK Ltd.
Pitfield, Milton Keynes, MK11 3LW, UK
UKHW020336180726
13839UKWH00002B/732

9 782329 116136